60歳を過ぎても血管年齢30歳の名医が教える「100年心臓」のつくり方

职场人该这样保护心脏了

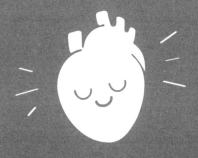

[日]池谷敏郎　著　　董纾含　译

云南科技出版社

·昆 明·

果麦文化　出品

目 录

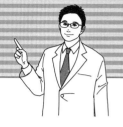

引　言

....

年轻人正面临心脏健康问题

年轻人要正确使用心脏

心脏疾病不只是"老年病"。近年来，我们经常看到年轻人因为工作辛劳、生活习惯不健康等原因而诱发猝死的新闻。这些不幸的事故，给了所有年轻职场人一个警示：心脏疾病正在年轻化，年轻人更要学会正确使用心脏。

心脏不好会影响寿命，但我们可以靠自己的力量让它更强壮，从而预防心脏疾病。而且，这种努力我们在日常生活中就能做到。说得再具体一些，就是**饮食、运动、睡眠、心理（消除压力）**四个方面。

只有正确使用心脏，它才能回应我们的期待，长久工作下去。这就是通过本书想要告诉大家，特别是各位年轻职场人的事。

媒体在报道我的时候，常称我是"血管专科医生"。其实我主攻的是循环内科，这是专门诊疗血管和心脏方面疾病的科室。我认为，想要健康活到一百岁，秘诀就是让血管柔软地扩张。也就是说，要看到血管能力的重要性。

人体全身的脏器都依靠血管来供给氧气和营养，所以保养好血管，就掌握了各器官健康的关键。

心脏本身也和血管健康密切相关。心脏向着主动脉输送血液，随后这些血液再分流，并逐一向变细的末梢动脉流去。所以，血管扩张开来可以降低血流的阻力，减轻心脏泵血时的负担。心脏要依靠从主动脉分支出来的冠状动脉所输送的氧气来工作，所以只有让冠状动脉扩张，心脏才能维持正常机能。

基于以上几点，为规避心肌梗死、心绞痛、心力衰竭等问题的出现，我提倡大家多多重视提升血管的能力。以我自身为例，自从以提升血管能力为目标，有针对性地改善生活习惯后，我的身体状态大大改善。现年六十多岁的我，达到了血管年龄仅仅三十岁的标准，比身边的很多年轻同事还要健康。

后疫情时代，心脏健康越来越重要

新冠肺炎疫情严重的那段时间，人们的生活环境、日常习惯和心理状态，跟之前相比都有极大不同。有些人开始过度饮食，并且缺乏运动，这些不良的生活习惯导致内脏脂肪堆积，从而产生高血压、糖尿病、高血脂等问题，引发动脉硬化。也有人因为生活发生了翻天覆地的变化，导致情绪紊乱、压力累积，从而对自主神经产生不良影响。这些都会给心脏带来负担。

进入 2023 年，新冠肺炎疫情逐渐平息。此前长时间居家办公的人们有更多外出的机会了，也有不少人捡起之前一直忍着没做的运动，走出家门，去高山大海游玩了。

这些当然是好事，但与此同时，在心脏健康方面，有很多需要我们注意的地方。如果心脏健康已经陷入危险状况，那么突然的运动以及一些会导致心率加快的行为，都会给心脏带来很大负担。新冠肺炎疫情严重的那段时间，人们一直在平静的状态下生活，现在突然增加活动量，心脏很难适应，严重者甚至可能发生心肌梗死等心血管事件。

不少人认为，在后疫情时代的日本，心力衰竭的发病率可能会升高，甚至会出现心力衰竭的大流行。糟糕的生活习惯会导致血管功能低下，给心脏带来负担，增加心力衰竭的风险，导致提前发病。所以，也正是在目前这样的情况下，我们才更应该注意心脏健康、改善生活习惯。

"百年心脏"的养成说明书

为了达到保持年轻体态活到一百岁的目标，心脏健康是不可或缺的。

人们常说"人生在世一百年"。当今时代，人人都可能长寿，年轻人在这方面更是拥有良好的预期。但大家的愿望绝不只是活得更久，"健康、有活力的长寿"才是大多数人的愿望。想必很少有人希望"卧病在床甚至久病不愈也要长寿"吧!

那么,怎么做才能健康长寿呢?关键就是心脏的健康。

在日本,心脏病仅次于癌症,排主要死亡原因的第二位。在全世界范围内,心脏病位居主要死亡原因中的第一位。

本书从运动、睡眠、饮食、心理这四个方面出发,详述让心脏更健康的生活方式,帮助年轻人从当下做起,追逐"百年心脏"的目标。书中介绍的做法都很简单,都是我们日常随手就能做到的小事。

只有正确使用心脏,它才能长久而健康地工作下去。保养得当的心脏可以支撑我们每天充满活力地生活,为延长健康寿命作出贡献。拥有能工作一百年的心脏绝不是梦想。

眼下,经济退行和环境问题等亟待解决的课题有很多,但是,我们的文化和科技也在不断进化。十年、二十年后,我们定能看见和现在不一样的景象,未来也一定更能体会到健康长寿为我们带来的快乐。

那么,翻开本书的你,要不要趁这个机会,开始"百年心脏"生活计划呢?

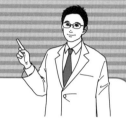

第 1 章

年轻人的心脏友好型生活

在讲解心脏友好型生活之前，请大家先对照下面的列表，检查一下日常习惯。看看自己过的究竟是对心脏健康有好处的生活，还是没有好处的生活，那些会给心脏带来负担的生活习惯和行为模式，你都占了哪几条。

☐	喜欢吃高盐食物
☐	肥胖（身体质量指数 * 在 25 以上）
☐	容易激动
☐	每天压力很大
☐	摄入营养不均
☐	睡眠时间短，睡不好，起不来
☐	吸烟
☐	嗜酒
☐	夫妻关系不好
☐	高血压
☐	高血脂
☐	有患糖尿病的风险
☐	没有什么兴趣爱好
☐	运动不足

* 身体质量指数（BMI）的计算公式：BMI= 体重（千克）÷ 身高（米）^{2}。

符合以上列表中的任意一条你就要注意了！符合的项目越多，证明你的生活习惯对心脏越不友好。

我知道，对于年轻人，尤其是每天忙于工作的年轻职场人来说，始终保持非常健康的生活习惯是很难的。那么，应该怎样尽可能降低这些不良习惯的影响，过一种心脏友好型生活呢？我们要从保护心脏健康的三大前提开始。接下来，我详细讲解一下这三点内容。

1 保持冠状动脉弹性

用医学术语来讲，人体是依靠分解腺嘌呤核苷三磷酸（ATP）这种物质时产生的能量来维持生命的。ATP可通过肌肉（细胞）产生，方法有两种：使用氧气的方法（有氧）和不使用氧气的方法（无氧）。

无氧方法能够在短时间内产生能量，但产生的能量较少，所以不能支撑长时间运动。相反，有氧方法不能瞬间供给能量，但能够产生较多能量，所以可用来支撑长时间运动。

比如说，一百米短跑就可以使用无氧方式，但长时间奔跑就需要用有氧方式来提供能量了。要长时间运动，就必须将氧气不断提供给肌肉。

但是，心脏的肌肉会呈现出与四肢肌肉不同的特征，它主要靠有氧方式制造的能量来运作。

当人体放松平静的时候，流向全身肌肉的血液不用太多，所以心脏可以缓慢跳动、反复收缩。

但是当我们剧烈运动，比如爬楼梯、上坡道时，全身的肌肉都急需更多氧气，心脏得将足够的血液输送到全身，所以它必须快速、强力、激烈地跳动。持续运动时心率会提高，送往四肢肌肉的血液总量可以达到静息时的约 20 倍。

▶ **心脏的三条冠状动脉**

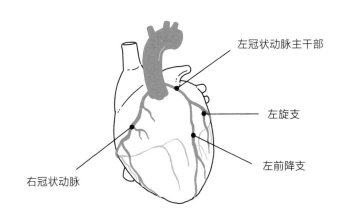

左冠状动脉主干部

左旋支

左前降支

右冠状动脉

冠状动脉是为心脏本身供应血液流动的动脉，它几乎环绕心脏一周，负责为心脏提供营养和氧气。

一旦冠状动脉出现硬化，血管就会丧失弹性，变得狭窄，最终导致血流情况变差，使心脏缺少足够的血液流通。

这样一来，人在做上台阶或爬坡等运动、需氧量增加时，心脏的供氧量就会不足，引发心绞痛。这种由运动引发的心绞痛，其特征是：当人体安静下来后，心脏对氧气的需要减少，症状也会随之减轻。

要想让心脏正常工作，必须保证冠状动脉的弹性以及血管内部的光滑，使之维持在不会产生动脉硬化的状态，这是一切的大前提。

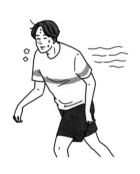

TIPS：*动脉硬化*

相信"动脉硬化"这个说法大家都不陌生，它指的是血管内壁附着了胆固醇等物质，产生瘤状团块，从而令血管变窄、变硬的一种状态。动脉硬化会导致血流不畅，且脆弱的团块一旦破裂就会产生血栓，极有可能堵塞血管。

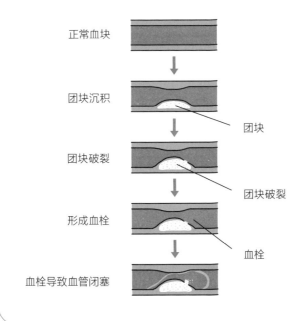

正常血块

团块沉积 —— 团块

团块破裂 —— 团块破裂

形成血栓 —— 血栓

血栓导致血管闭塞

动脉硬化本身没有症状，只会静静地发展。直到某一天，团块破裂产生血栓，阻碍血液流动，就会造成急性心肌梗死，出现胸痛、呼吸困难等症状。如果动脉硬化发生在颈部动脉到脑部动脉之间，就会导致脑梗。伴随高血压出现的动脉硬化，还会导致血管壁变得脆弱，引发脑出血。

人出生时，血管都是柔软且富有弹性的。随着年龄增长，动脉血管内壁会逐渐变硬、变厚、变弱，失去弹性。有句话说得很贴切："人和血管一起老。"也就是说，动脉硬化是伴随人体逐渐衰老而产生的。

不过，动脉硬化和生活习惯也大有关联。有的人在四五十岁时动脉硬化就相当严重，也有些人到了六七十岁仍旧处在生理性动脉硬化的范围之内，从未出现过什么血管问题，活得非常健康。

延缓动脉硬化的关键，就藏在我们每天的生活习惯之中。

2 维持血压和心率的稳定

我们的心脏会反复收缩和扩张，这是一种律动。心脏一分钟之内律动（收缩、扩张）的次数就是心率。心脏每分钟律动 60 ~ 70 次，每天律动约 10 万次，一生会持续律动约 40 亿次。

和放松、安静时的心跳相比，运动时的心跳当然要更加快速且有力。不过除运动外，生活中还会出现很多让我们的心脏跳得飞快的情况。比如喝酒，为了促进酒精代谢，身体必须让更多的血液流向肝脏。再如，在兴奋或者紧张的时候，心脏也会快速跳动，心率上升，这一点想必很多人都体验过。此外，承受巨大压力时，血压和心率也会飙升。

心率上升，心脏就需要更多的氧气。如果心率上升的同时，连接心脏的动脉出现了硬化症状，就会导致血管的阻力增强，血压升高。于是，心脏必须扛住这种高负荷，通过强力收缩，将血液输送出去。如此一来，心脏就又需要更多的氧气支持，负担也更重了。

要想减轻心脏的负担，重点是控制心率，同时让血管舒张，让血压维持稳定。

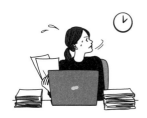

③ 预防心衰

还有一个保护心脏健康的大前提，就是预防心衰。

所谓心衰，就是心脏进入泵血功能不正常的状态。一旦出现心衰，尤其是身体素质差的人，就可能需要反复住院，甚至卧床不起。

很多年轻人认为，心衰是上了年纪的人才会罹患的疾病，因此重视程度不够。

我要提醒的是，反复心衰会增加日后罹患老年衰弱综合征或肌少症的风险。

老年衰弱综合征指的是肌肉力量和身体活力都十分低下的状态。患老年衰弱综合征会导致日常生活受限，一旦摔倒或稍染疾病，就有可能卧床不起。

肌少症是因年龄原因导致肌肉含量减少，肌肉力量和身体机能下降，从而妨碍正常生活的一种病症。

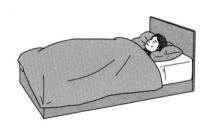

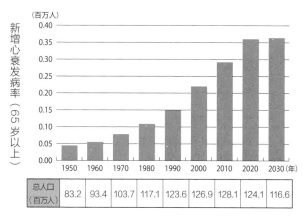

▶ **日本高龄心衰发病预计人数**

新增心衰发病率（65岁以上）

（百万人）

年份	1950	1960	1970	1980	1990	2000	2010	2020	2030（年）
总人口（百万人）	83.2	93.4	103.7	117.1	123.6	126.9	128.1	124.1	116.6

【出处】https://www.otsuka.co.jp/health-and-illness/heart-failure/pandemic/

后天性心脏病，主要有因动脉硬化导致的心肌梗死和心绞痛等缺血性心脏疾病，以及心肌病、心瓣膜病、心律不齐等。现在的年轻职场人承受过大压力，这会推进动脉硬化的进程，增加心脏负担，提高心衰风险，也会导致缺血性心脏疾病。我建议对此多加关注。

有研究表明，抑郁症也和心衰有关。为预防心衰，我们应该保持良好的精神。关于这一点，将在后文中详细阐述。

如果已经出现下一页表格中的症状，说明你有罹患心衰的风险，请多加注意。建议来循环内科就诊，检查是否患有心脏疾病。

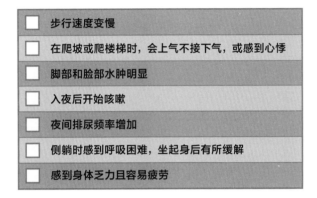

☐	步行速度变慢
☐	在爬坡或爬楼梯时，会上气不接下气，或感到心悸
☐	脚部和脸部水肿明显
☐	入夜后开始咳嗽
☐	夜间排尿频率增加
☐	侧躺时感到呼吸困难，坐起身后有所缓解
☐	感到身体乏力且容易疲劳

　　以上就是保证心脏健康的三大前提。接下来，请大家先通过本书第 2 章，具体了解什么生活方式对心脏有害。在随后的章节中，我会从饮食方法、运动方法、压力管理方法等角度，讲解有益健康的日常生活窍门，逐步帮助大家掌握保养心脏的方法。

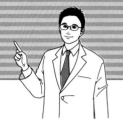

第 2 章

先改掉"伤心"的坏习惯

我在前面说到，保养心脏的窍门就在日常生活里。现在很多年轻人因为工作繁忙，很难照顾好日常生活，往往会在不经意间养成一些有害心脏的习惯。

我相信，年轻人只要找出自己日常生活里的坏习惯，并一一克服，就能往"百年心脏"的目标前进一大步。

有以下坏习惯的人，请多加注意——

✖ 总是给自己太多压力

持续高压会给心脏带来极度恶劣的影响。

当我们感到有压力时，身体会释放一种名叫去甲肾上腺素的激素，这是人体为了调整到一个适合抵抗压力的活动状态而自然做出的反应。但这种激素会使血压升高、心率增快，加重心脏负担。

也就是说，压力和心脏健康之间是有直接关系的。

下页图展示了当压力来临时身体会出现什么症状。压力会使自主神经紊乱，从而进一步对全身产生影响。

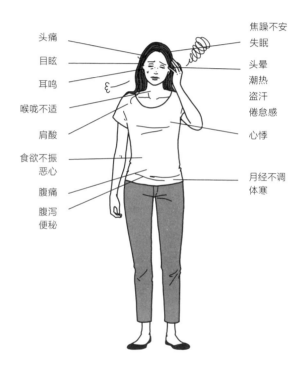

头痛

目眩

耳鸣

喉咙不适

肩酸

食欲不振
恶心

腹痛

腹泻
便秘

焦躁不安
失眠

头晕
潮热
盗汗
倦怠感

心悸

月经不调
体寒

最近的研究表明，压力还会使流经心肌的血液减少，诱发心衰。

压力对健康的影响是潜移默化的，有时候我们自己无法察觉，但是心脏可能已经发出悲鸣了。

由压力诱发的心脏疾病，代表性的病症是房颤和应激性心肌病。

房颤属于心律不齐的一种，指的是心房出现痉挛般微小且不规则的跳动。一旦房颤出现，血液就无法被顺畅地送往全身，这样会给心脏带来很大负担。房颤还会导致位于心脏左上部的左心房内形成血栓，如果血液将血栓冲往身体其他地方，不慎卡在什么部位，那就要出大麻烦。尤其是卡在大脑中，就会引发脑梗死。

导致房颤的一大原因是年龄增长。患有高血压、糖尿病、甲亢等疾病的人也容易出现房颤。年轻人出现房颤则往往和压力有关。

应激性心肌病是让人突然产生胸痛、呼吸困难等症状的一种心脏病，在高龄女性中较为多发。人的心脏要通过反复收缩和舒张向全身输送血液，如果罹患应激性心肌病，心脏会在收缩期出现障碍，呈现好似章鱼壶（日本人捕捉章鱼时用的陶制工具）的形状，所以这种病又叫章鱼壶心肌病。

应激性心肌病往往是心衰和脑梗的导火索。罹患此病的原因不明，但有研究认为，它和压力及自主神经失调有一定的关系。

治疗房颤，可以通过给药控制心率，或者用心脏导管消融术来根治。应激性心肌病是可以自然痊愈的，也没有特定的治疗方法。大部分病例预后良好，但近些年，患者在住院情况下的病死率达到了 5% ~ 6%，值得重视。

为了不罹患以上疾病，我们一定要避免过大压力或不安情绪。

压力不是什么肉眼可见的东西。为了掌握自己究竟承受着多大压力，我建议大家关注一下静息心率。

心率是由自主神经掌管的，它在日常生活中会时快时慢。在正常状态下，即使心率突然增快，副交感神经也会及时将其复原。然而，如果一个人总是处于高压之下，其心率就会频繁增快，长此以往，自主神经的平衡就会被打破，静息心率也就失常了。

所以，静息心率增快，就说明我们的心脏在承受很大压力。

成年人的静息心率是每分钟 60 ~ 70 次，年轻人的心率会快一些。年纪越大，心率越慢，女性的心率比男性略快。当然，每个人的具体情况不同，不能一概而论。不过，静息心率超过每分钟 70 次的人，其心脏就可能正在承受过重负担。

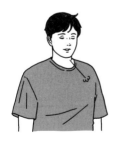

TIPS ：怎样测量静息心率

很多人都会定期关注自己的血压，却不太在意心率。其实，静息心率是非常重要的生命体征，也是人体健康的晴雨表。我建议大家养成日常关注血压和静息心率的习惯。

我们可以通过脉搏来测量心率，因为除心律不齐的情况外，心率和每分钟的脉搏次数一般是相同的。脉搏指的是心脏在输送血液时，动脉产生的搏动。心脏每收缩一次，都会向全身的血管输送血液。此时血管会跳动起来，触摸手腕就能感觉到这种跳动。

把手指按压在手腕上靠近大拇指的一侧，一定要用三根手指。

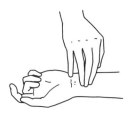

　　也可以按压颈部检测，按在耳根略向下的位置。

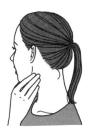

　　当然，家庭用的血压仪，或者一些能够显示脉搏的智能手表，都能用来检测静息心率。

✖ 爱吃重油食物、米饭和甜食

很多上班族为了"快乐"，或多或少都喜欢吃些油炸食品或者甜食。如果不加节制，久而久之就会导致肥胖。

肥胖会给心脏带来极大的负担。心脏为了将更多的营养和氧气输送到肥胖者庞大身躯的各个角落，就必须努力泵血，光是做到这一点，就已经要承受巨大压力了。

在美国，心脏病在死亡原因中排名第一位，这跟"世界第一肥胖大国"的称号不无关系。

在肥胖者中，尤以代谢综合征患者最危险。代谢综合征指内脏脂肪过多，并伴有高血脂、高血压、高血糖三种之中的任意两种。

罹患代谢综合征后，内脏脂肪会分泌出各种生理活性物质，导致血糖及血液中脂肪含量异常，引发高血压，加速动脉硬化进程，增加心脏负担。

只有消灭肥胖和代谢综合征，才能让心脏放松下来。

除大量摄入高糖高油的"垃圾食品"外，上班族还有一个发胖的原因——"压力胖"。

我们知道，代谢综合征和自主神经之间有着十分密切的关系。在我们感到紧张时，自主神经中的交感神经处于优先位置；放松时，则是副交感神经处于优先位置。交感神经过度紧张，人体就会分泌去甲肾上腺素，使血压上升，血糖下降，扰乱胰岛素的分泌，增加罹患代谢综合征的风险，也会增加心脏患病的风险。

代谢综合征患者的交感神经是更为活性化的。也就是说，代谢综合征不仅会推进动脉硬化进程，还会让交感神经紧张，从而蓄积压力。所以，要想让心脏保持健康，就必须先解决代谢综合征这个问题。

在日常生活中，越是代谢综合征患者，越要保持不会蓄积压力的生活习惯，防止交感神经过度紧张。

在新冠肺炎疫情期间，由于居家办公的人越来越多，罹患代谢综合征的人也变多了。当然这是事出无奈，但是我们应该对代谢综合征有更强的危机意识。

其实我本人在三十六岁时也得了代谢综合征。身为医生，这实在是不应该。于是我努力改善生活习惯，克服了它。本书后面的章节会详细介绍我采用的方法。

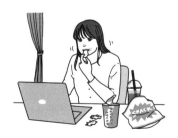

✖ 生活习惯病找上门

随着年龄增长，很多人会有高血压、高血脂、糖尿病等问题，这些都属于生活习惯病，是危害心脏健康的"坏蛋三人组"，会加快冠状动脉硬化的进程。近年来，由于生活不规律等原因，年轻人罹患生活习惯病的案例也开始增多。

先说高血压，它会给血管带来负担，让血管逐渐受损，出现动脉硬化等问题。

高血脂也被称为"高脂血症"，指的是血液中的"坏成分"——低密度脂蛋白和甘油三酯过多，或"好成分"——高密度脂蛋白过少的状态。过多的低密度脂蛋白会变成团块附着在血管中，令血液流通的路线变窄，甚至导致血栓堵塞血管。过多的甘油三酯会压缩低密度脂蛋白的尺寸。尺寸变小后的低密度脂蛋白很容易氧化变异，也更容易附着在血管内壁上，是导致动脉硬化的"危险分子"。高密度脂蛋白能回收多余的胆固醇，所以一旦它的含量过少，血液中残留的胆固醇就会增多。另外，过多的甘油三酯会减少高密度脂蛋白含量，从而加快动脉硬化的进程。

糖尿病是血液中葡萄糖水平慢性增高的一种疾病。过剩的血糖会和血管壁的蛋白质相结合，成为晚期糖基化终末产物（AGEs）。

这种物质会伤害位于血管壁内侧的血管内皮细胞，令低密度脂蛋白氧化，加速血管内部团块的形成。也就是说，只要罹患糖尿病，就算胆固醇值并没有特别高，也很容易发生动脉硬化。

血糖值升高还会加速心肌组织的纤维化，增加心衰风险。所以对糖尿病患者而言，即便冠状动脉没有明确病变，仍有可能出现心衰，这种情况被称为"糖尿病性心肌病"。

高血压、高血脂、糖尿病这"坏蛋三人组"之所以可怕，还因为它们的出现往往不会伴随任何明确症状，容易被人忽视。在接受健康体检时，即便被提醒有血压、血糖、血脂数据异常的问题，也仍有不少人置之不理。就这样，突然某一天出现了脑卒中或心肌梗死等心血管事件，后悔已经来不及了。

为了我们的心脏健康，大家应该多留心高血压、高血脂、糖尿病这三种问题，好好管理身体，预防动脉硬化。

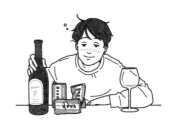

✖ 入睡时间不规律

睡眠也和心脏健康大有关系。睡眠时间太短，睡眠质量太差，都会导致心率增快、血压上升。

睡眠时，副交感神经处于优先地位。但如果睡眠持续不足，交感神经就会抢在前面。这样一来，身体就会分泌肾上腺素和去甲肾上腺素这两种激素，导致心脏收缩、血压升高、心率增快。

自主神经紊乱不但会在夜间影响身体，还会让我们在早起时出现血压过高、脉搏过快的情况，持续为心脏增加负担。

不规律的生活会导致生物钟紊乱，降低睡眠质量，增加心脏负担。反之，如果晚上好好休息，定时起床，就能调整生物钟，找回自主神经的平衡。所以，解决睡眠不足的问题，对心脏健康非常重要。

关于睡眠质量，我还想再提醒大家注意一件事，那就是睡眠呼吸暂停综合征。它指的是在睡眠期间伴随打鼾出现无呼吸、低呼吸症状的一种疾病，其主要成因是上呼吸道在睡眠过程中变狭窄。这绝不是什么罕见病，成年男性中有 3% ~ 7% 的人罹患此病，女性则有 2% ~ 5% 的患病率。该疾病的主要诱因是肥胖。

一旦罹患睡眠呼吸暂停综合征，血液中的氧气含量便会降低，于是交感神经受到刺激，使血压升高、心率增快，影响睡眠质量。患者在白天清醒状态下，也会出现血压上升、心率增高的情况，形成恶性循环。此外，夜间睡眠质量变差会导致白天犯困，白天一犯困，运动意愿就会降低，食欲也会发生异常，暴饮暴食，导致内脏脂肪积蓄，引发代谢综合征。

也就是说，睡眠呼吸暂停综合征会导致血压上升、心率加快，同时增加出现动脉硬化的风险，危害心脏。

值得注意的是，患上睡眠呼吸暂停综合征后，患者本人往往很难察觉。很多人是在家人或伴侣的提醒下，才知晓自己出现过打鼾或睡眠中无呼吸的情况。这时不要置之不理，为了心脏健康，希望大家能积极去医院检查身体，根据情况接受诊断及治疗。

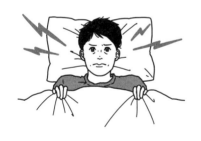

❌ 动不动就发脾气、心烦意乱

除了前面提到的压力、代谢综合征等因素，我们还会遇到很多能让心率增快的情况。尤其是很多职场人，因为工作压力太大，动不动就发脾气、心烦意乱，甚至把这种情绪带到生活中，这些都会给心脏带来负担。以下几条，就是能轻易令血压和心率飙升的错误行为。

- 遇到一点小事就烦躁
- 火气很大，大声呵斥他人
- 被音量很大的闹钟突然吵醒
- 忍着不上厕所，排便十分用力
- 从很冷的更衣室突然跑去很热的浴室
- 从很热的桑拿房走出来，突然泡进凉水里
- 完美主义，容不得一丝瑕疵

当然，血压和心率总会出现一定的波动，这无法完全避免。但如果我们能保持良好心态，生活得张弛有度，就不会无谓地拉高血压和心率，让心脏负担过重了。

研究表明，心率与人的寿命长短密切相关。桐生大学副校长、东京医科大学名誉教授山科章曾在福冈县田主丸町对 573 名 40～64 岁的男性进行了长达 18 年的跟踪研究。他在论文中指出，心率越高死亡率越高。

山科教授认为，心率高的人大多血压、身体质量指数、血糖值和血液内低密度脂蛋白含量也偏高。"心脏每剧烈跳动一下，心血管老化就更加严重一些，离最终寿命就迈近一步。"

► **在福冈县田主丸町进行的心率与死亡率关系研究**

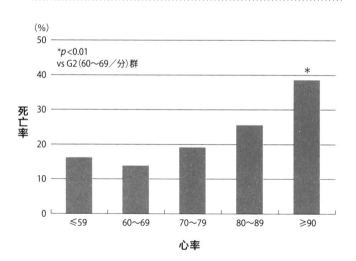

1977 年接受健康诊断的 40~64 岁男性，追踪调查时长为 18 年。
【出处】山科章：《了解"疫学"：心率和心血管疾病》，《心脏》2011 年 11 月号。

该论文还论述了在心率和寿命的关系之中加入血压这个变量之后的研究结果。

同样，著名的"大迫研究"也说明了心率与死亡风险的关系。

这是自 1986 年起在岩手县花卷市的大迫町开展的一项长期研究。该研究以收缩压 135mmHg（mmHg 为非法定单位，1mmHg=133.322Pa。全书特此说明。）和心率每分钟 70 次为界限，将受访者分为四个组，如下图所示。

▶ **大迫研究从家庭血压与心率角度观察心血管疾病患者死亡风险**

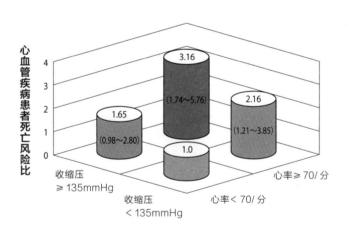

【出处】山科章:《了解"疫学"：心率和心血管疾病》,《心脏》2011年 11 月号。

研究发现，心率每分钟 70 次以上的人，均要比未满 70 次的人死亡风险更高（且无关血压）。

在收缩压不满 135mmHg 的人群中，心率在每分钟 70 次以上的人比心率在每分钟 70 次以下的人死亡风险更高，约为 2.16 倍。

在收缩压 135mmHg 以上的人群中，心率在每分钟 70 次以上的人，也比心率在每分钟 70 次以下的人死亡率更高，约为 1.9 倍。

以上数据是以收缩压 135mmHg 以下、心率每分钟 70 次以下的人群为基准，计算得出的。

可见，想要延长我们的寿命，就要注意在生活中尽量维持心率平稳。

那么，要如何做才能维持血压和心率的稳定呢？

第一，在日常生活中，要有时刻关注血压和心率的意识。要清楚做什么事会导致血压和心率飙升，多多关怀心脏。详细方法，我会在后文中详细介绍。

第二，不要让交感神经过度紧张。在烦躁、发怒、惊恐、高压等状态下，交感神经都会变得紧张，导致心率增快，血压增高。还有泡热水澡后突然进入温差很大的环境、失眠、吸烟等生活习惯，也会导致血压和心率的异常。

第三，适当运动。同样是运动，有的运动有益心脏健康，有的则对心脏有害。有益心脏健康的运动不会给心脏带来过多的负担，如果长期坚持，还能让我们的心率越来越稳定。关于运动，我也将在后续章节详细讲解。

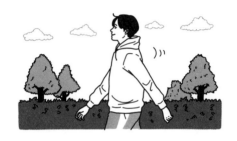

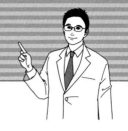

第 3 章

·····················

年轻心脏的早、中、晚生活

本章我会针对当下年轻职场人的生活节奏，详细讲解如何过好有益心脏健康的早、中、晚生活。

1 早晨：保护心脏，从起床开始

早晨是副交感神经和交感神经换岗的时候。副交感神经进入放松模式，交感神经开始活跃，心率随之增快，血压也会上升。所以，心脏更容易在早晨承受过重的负担。而且，早晨还是为心脏输送氧气和营养物质的冠状动脉最容易受伤的时段。由此可见，如何度过清晨对心脏健康至关重要。

⏰ 起床、洗脸……不经意的行为，会让血压和心率飙升

年轻人难免偶尔熬夜，有时候想稍微晚些起床。但我建议，尽可能保证在固定的时间起床，因为这可以帮助生物钟复位，这种复位对心脏健康起着至关重要的作用。

但有一点需要注意：不要用高音量的闹钟把自己吵醒。因为这样做会使交感神经因猛烈刺激而变得非常紧张，心脏会因此狂跳，血压也会猛然飙升……可以说，这是最糟糕的起床方式了。

可以选择音调柔和一些的音乐作闹铃，音量最开始要小一点，再逐渐增大。如果需要叫醒家人或者伴侣，也请温柔有爱地唤醒他们。

半梦半醒时猛然掀开被子冲出被窝，也会导致血压上升，心率增快。所以，请尽量慢些起床。

在冬天寒冷的清晨，哆哆嗦嗦钻出被窝，还要拿冷水洗脸想让自己清醒，这也属于"自杀"行为。在冬天，我建议用温水洗脸。

🕐 忍着不去厕所、如厕时过分运气用力，都是危险的

很多人都有在早晨如厕的习惯。你是否会因为便秘或者早上急着上班时间紧张，于是用大力排便？这样可是非常伤害心脏的。

很多人觉得不运气用力就很难顺利排便，但事实上，如果不用力就无法排便，那就说明此时的肠内状态肯定不健康。要想解决这个问题，需要先改善肠内环境。如有必要，也可考虑服用泻药辅助解决。

还有忍着不排尿，这样做也会让血压上升 40～50mmHg，真的很伤心脏。

⏰ 休息日的起床时间要和工作日相同，这样才能调整好生物钟

在休息日的早上，是痛痛快快睡个懒觉好，还是跟工作日一样按时起床好呢？我自己会选择后者，因为这样可以帮助调整自己的生物钟。

如果提早醒了，那可以在被窝里赖一会儿床。只要保证在固定的时间起床，就能调整好生物钟啦。

有人说："我平时总是睡眠不足，好不容易到了周末，就想晚点起床，补充睡眠。"关于"补觉"这个问题，目前并没有非常确切的结论。有观点认为，这样做反倒对身体不好。也有观点认为，"补觉"对身体没什么影响，但更重要的是保证平时有足够的睡眠时间。

我认为，只要能让自己在白天过得舒适就好。如果星期日睡了大半个白天，结果到了晚上睡不着觉，导致接下来的一个星期睡眠全都不规律，那可就糟糕了。

⏰ 看似健康的晨跑也可能伤身体

有些人习惯早上起来跑步锻炼，但晨跑时要多加小心，因为早上进行高强度运动，心率和血压会突然飙升，给心脏带来负担。不要小看慢跑，它也算高强度的剧烈运动。

当然，慢悠悠地散个步或者遛个狗是没问题的，我每天早上都会带着家里的两只狗出门散步。

如果实在想在早上跑个步，那我建议先从步行开始，逐渐地转为慢跑。而且，尽量不要在起床后一小时内慢跑，因为空腹运动容易导致脱水或产生血栓。我建议，在早饭后或者补充了一些水分之后再开始运动。

⏰ 早上洗澡不可取

有些人喜欢在早上冲凉或洗澡，觉得这样可以让自己打起精神，开始一天的生活。其实这样做也容易给心脏带来负担，请一定多多注意。

尤其是在冬天的早晨，更衣室和浴室都比较冷，本来就容易导致血压升高。紧接着泡进热乎乎的洗澡水里，热水的刺激会让血压进一步飙升。还有人喜欢在炎热的夏天洗冷水澡，这样做也会让血压飙升，是有风险的。

请记住，无论是哪个季节，寒冷产生的刺激都很容易导致血压猛烈上升。

⏰ 吃简单、固定搭配的早餐

吃早餐对心脏健康来说同样重要。

很多上班族说，早上没什么时间，没法在早餐上下太大功夫。其实早餐无须复杂，只要把身体里缺乏的维生素、矿物质、膳食纤维、蛋白质补充到位即可，最好是有固定搭配。

对于高血糖或患有代谢综合征的人来说，理想的早餐是控糖型早餐。

请记住尽量不要只吃碳水化合物（如面包），最好再加一份蔬菜，或者来一碗加了豆腐、鸡蛋的汤。麦片加酸奶，再来杯牛奶，这个组合也很不错。

我家的早上，时间也紧张得好似打仗一样，所以早餐的菜品都是能快速端上桌的类型。最近的固定搭配菜品如下：

· 我家特制的蔬菜汁

· 酸奶拌大豆薄片，或纳豆盖饭加味噌汤

· 黑咖啡

特制蔬菜汁是用慢速榨汁机榨取当季的蔬菜和水果，再加点柠檬和一小勺初榨橄榄油。

酸奶拌大豆薄片，是将大豆薄片撒在酸奶上，也可以用蒸大豆来代替。不要只吃流食，适当吃些有嚼劲的东西可以增强饱腹感。

最近我也喜欢吃日式早餐，用少量白米饭加纳豆，再搭配味噌汤。

这些早餐菜品的好处是非常容易烹饪，且富含人体需要的维生素、矿物质、膳食纤维、蛋白质等营养物质，还低糖、低卡，既不会让血糖猛增猛降，也容易维持饱腹感。

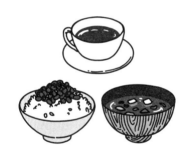

2 上午：适度紧张，张弛有度

🚶 为上班路上留出充裕时间

吃完早餐一看时间，糟糕，要迟到了！于是慌慌张张冲出家门，跑向地铁站或公交车站，大跨步爬楼梯，冲入电车……讲到这儿，我想大家应该都清楚了。这种时候，我们的血压和心率一定都会飙升得非常厉害。

我想大家都看过有人在上班路上突然心脏病发作的新闻吧。上班族一定要避免早上拼命赶时间，请尽量提早一点起床，时间充裕、气定神闲地走出家门吧。

搭乘人满为患的地铁去上班时也得多加注意，因为满员的地铁车厢会给精神和肉体同时带来巨大压力。为了对抗车厢的摇晃而努力叉着腿站稳，因为被人推搡而十分恼火，这些情况都会导致交感神经紧张，让血压和心率飙升。

我建议在电车中抓着吊环把手，将双脚前后错开站立。不必去对抗晃动，随着电车的运行让身体前后摇动就好。这个动作不仅可以减轻用力，还能锻炼到腿肚子上的肌肉，起到按摩下肢血管的作用，改善血液循环。

☆ 尽量避免开车给心脏带来的负担

现在不少人都是开车通勤。开车和心脏健康之间的关系也十分密切，希望大家多多关注。

开车这件事本身就会让心率增快、血压上升，我身边就有开车时突发心脏病的朋友。如果强行超车或过度提速，那更会使血压升高、心率加快，为心脏带来负担。

不少人被超车后会很恼火，甚至想着一定要反超回去。其实，被超车后只要轻轻在心里说一句"那家伙现在心率飙上去了啊，真可怜……"就好了。

☆ 居家办公反而要适度紧张起来

近些年，居家办公的人变多了。居家办公容易让人找不到上下班的那个"开关"，从而打乱生活节奏。所以，保证张弛有度非常重要。适当保持紧张感会让我们在完成工作之余放松得更好，还能帮我们调整生物钟，保护心脏健康。

在开始工作前，要好好打理仪容。就算没去公司，也请把睡得乱糟糟的头发梳好，洗好脸，刷好牙，将睡衣和室内休闲服换下，穿上正式一些的服装。

换好衣服后，可以对着镜子摆一个笑脸，再开始工作。

在工作中要保持适当的紧张感，这样不仅可以提高工作效率，还能帮助自主神经变得更为稳定。午休时或工作告一段落后，伸展伸展身体或者稍微散散步，都能让身体得到放松。

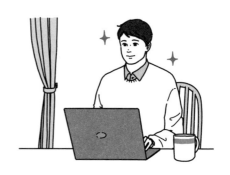

③ 午休：给心脏"加油"的好机会

🍴 工作午餐吃什么、怎么吃

午饭时间，是在整个忙碌的白天中稍微歇一口气的时间。要学会让始终紧张的交感神经放松下来，帮心脏稍做休息。

肠胃是靠副交感神经来蠕动的。如果始终保持紧张状态，那么交感神经就会过分活跃，导致肠胃动力恶化。所以，一边紧盯电脑屏幕一边进食的做法对消化吸收都不太好。即使工作再忙，吃饭就是吃饭，要专心用餐。

选择午餐菜品的重点，是在减盐和避免出现餐后高血糖的情况下填饱肚子。

先说减盐。摄入过量盐分会导致血液中的水分增加，给心脏带来更大的负担。尤其是原本就有高血压、肾病、心脏疾病的人，更应该控制盐分。

再说餐后高血糖。很多人吃过午饭之后会犯困，虽然没到能睡着的地步，但脑子里一团糨糊，这就是出现了"餐后高血糖"的缘故，可能和自主神经有关。具体来说，人体摄入糖分后，有了饱腹感，血糖升高，交感神经开始活跃。随着血糖上升，身体开始释放胰岛素，胰岛素吸收糖分，将血糖值降下来，但这会触发副交感神经的活性，人就开始犯困了。此外，高血糖出现后身体会大量分泌胰岛素，使血糖猛烈下跌，这也会让人丧失专注力。

餐后高血糖可能是糖尿病发病的前一阶段，还会直接伤害血管，成为动脉硬化的导火索，增加心脏病的发病风险。

为了防止餐后高血糖的发生，首先不要过度摄入碳水化合物。很多上班族吃午饭时，为了加快速度，往往倾向于选择猪排饭、拉面等碳水化合物占比很大的餐品。吃这些食物时，要稍做努力，将糖分减下来一些。

比如，不要单调地吃一碗乌冬面或盖饭，最好选一份套餐，吃些配菜。或者米饭只盛半碗，再加份沙拉，等等。

现在有些餐馆开始提供减糖菜单了，可以用蔬菜和豆腐来替代白米饭。大家也可选择这类菜品，帮自己的午饭减少一些糖分。

我自己也很重视午餐减糖。因为工作很忙，所以我的午饭大多是去便利店解决的。或许你会问："便利店怎么可能有健康的食物？"其实要看如何选择。

我经常选择的午餐搭配是，沙拉（蔬菜）＋肉或鱼＋豆类蛋白。水煮鸡肉、猪肉生姜烧、鸡肉沙拉、烤鱼，这些菜品中都含有不少蛋白质。沙拉方面，尽量选择金枪鱼、水煮蛋、豆腐一类含蛋白质的类别。我还会在沙拉上加些芝士或蒸大豆。到了冬天，我会用蔬菜汤来代替沙拉。

一套"蔬菜+蛋白质"的午餐组合就这么选好了。这样的一顿午餐不会让自主神经激烈变化，也基本不会让我在下午犯困。

另外，进食时充分咀嚼是非常重要的，这不仅限于午餐。咀嚼可以刺激饱腹中枢，让我们仅食用适量的食物就能产生吃饱了的感觉。如果咀嚼频率很低，吃得很快，那么等到饱腹中枢发出吃饱了的信号时，我们可能已经吃了过多的食物。

此外，咀嚼也能抑制餐后血糖值升高，促进大脑的血液流动。

¶¶ 利用好午餐后三十分钟

有条件的话，大家可以在午饭后走出门去稍微散个步，三十分钟就很有效。为什么是三十分钟呢？因为这正好是血糖值容易升高的时间段。

没办法出门的话，也可以在视频网站上搜索一些能在室内完成的运动。在这里推荐我设计的"僵尸体操"，后文有详细介绍。

尤其是居家办公的人，稍不注意就会养成一整天都窝在家里的习惯。因此，饭后活动尤为重要。

¶¶ 能减轻心脏负担的午睡法

即使不考虑餐后血糖升高的问题，在起床工作了一段时间后，我们也会因为昼夜节律的缘故而犯困。所以，建议大家午饭后睡一会儿觉。短时间的睡眠可以稍稍抑制交感神经的亢奋，让我们以放松的状态开展下午的工作。

不过请注意，午睡时长不要超过十五分钟，否则人体就会进入正式的入睡状态，导致昼夜节律紊乱，在晚上无法入睡或很难进入深睡状态。这样到了第二天，交感神经会变得亢奋，导致血压升高、心率增快。

¶¶ 摄取糖分的黄金时间

在工作日，我从一大早开始就不停地为病人看诊，毫无喘息机会。从上午的诊疗结束到下午的诊疗开始，中间只有很短一段放松时间。吃过午饭，我通常会配着黑咖啡稍微吃点甜品。这对我来说可是无上的幸福。

我个人爱吃甜品，所以一直在琢磨怎样才能既不长胖又享受美食。我的方法是：把点心时间放在午餐之后、下午工作开始之前，也就是下午的两点左右。这时我已经吃过饭，所以享受甜品时不会一口气吃过量。就算多吃了一些，到晚上之前还有足够长的时间，能靠增加运动量来消耗多余的热量。

动物实验结果显示，下午两点到六点可能是一天之中脂肪最不易堆积的时间段。搭配甜品喝下的黑咖啡中，也有能帮助燃脂的咖啡因。这都让我安心不少。

我常吃的甜食是巧克力。巧克力中含有对心脏大有益处的明星成分 GABA（γ-氨基丁酸），以及能起到抗氧化作用的可可多酚。在这里推荐大家尝试一下我在本书后文里介绍的"巧克力香蕉"。

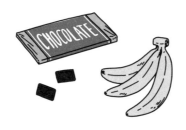

4 下午：工作会紧张，但心脏要放松

学会有效暂歇

在工作中出现紧张、焦躁、恼怒等亢奋情绪时，心率就容易飙升。

相信很多人都有过急着完成工作，结果心跳越来越快、手脚也越来越慌乱的经历，或曾被下属、上司、同事的言行气得气血上涌，甚至破口大骂吧。

遇到这类情况，请及时提醒自己："啊，我的心率正在增快，心脏负担加重了。"然后尽量稍做休息，放松一下。不要勉强自己控制情绪，那也会给心脏带来负担。

解压的关键是学会转换心情，准备一些能让心情放松的东西不失为一个好方法。比如工作前泡一杯爱喝的花草茶、在工位上放一个方便使用的按摩道具，或者做一做我在后文中介绍的体操运动。

在白天，大家会因为工作和家务各自忙碌。很多人会久坐、会焦躁，这些都对心脏健康有害。再忙也要腾出放松时间，让自己有效暂歇，这很重要。

🧍 一定不要用吸烟的方式来休息放松

很多上班族会在工作间隙抽支烟。他们觉得这样不仅能缓解压力，还是同事间社交的好机会。但其实，这样做是得不偿失的。

香烟中含有约 5300 种化学物质和 70 种以上的致癌物质，它们被身体吸收并流进血液之后，必然会伤害血管，其中的一氧化碳还会让身体暂时缺氧。

香烟会让交感神经亢奋，使心率增快、血压升高，会导致血管收缩、血流变差，还会诱发血栓和心肌梗死，加速动脉硬化的进程。

英国著名研究型大学伦敦大学学院（University College London）的一项研究表明，就算一天只吸一根烟，也会大大增加罹患心血管疾病的风险。为了健康，请务必戒烟。

注意，抽烟也会影响您身边的人哦。

🧍 久坐之祸

伏案工作的人往往容易久坐。久坐会导致血流不畅，增加罹患心血管疾病的风险。

澳大利亚的一项研究表明，一天之中伏案工作超过十一个小时的人，死亡风险要比坐四个小时的人增高 40%。

为避免久坐，我建议大家不时找些碎片时间站起来，比如去倒杯茶、取个资料等，多创造些起身的机会。

　　如果要去厕所，那就稍微绕点远路再回到座位上，尽量找机会多走几步。

　　这里再次推荐我发明的"僵尸体操"，尤其是居家办公的人，一定要试试看。在工作场所一边做"僵尸体操"一边走去厕所可能行不通，那就做"消灭外星人体操"或者"坐着也能做的'僵尸体操'"吧，在后文中都有介绍。

　　总之，希望大家可以根据所在环境选择合适的锻炼方式，尽量去活动身体。

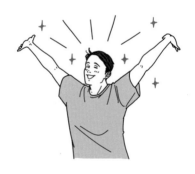

5 晚间：让身体切换到放松模式

从傍晚到夜里的这段时间，又是一个交感神经与副交感神经换班的时间。现代人的交感神经往往会过度紧张。希望大家利用好这段时间，有意识地让我们的副交感神经活跃起来。

☾ 按下切换键

一天的工作结束，回到家里，就迎来了一张一弛之中"弛"的时刻，可以做点喜欢的事，放松地消磨时间。我建议大家用一个略带仪式感的方式，让自己进入放松模式，比如做一顿可口的晚餐、听听喜爱的音乐、燃起芳香精油蜡烛，都是不错的办法哦。

很多人刚回家就一头扎进电脑或手机里，这看似是在休息，其实会在无形中让人变得紧张。

也有人会回顾一天的工作，想着想着就烦恼起来。的确，每天都有很多重要的细节，但琢磨这些也没什么意义。与其烦恼，不如好好休息。

还有人要照顾孩子和老人，十分繁忙。即便如此，也请尽量留出固定的休息放松时间，哪怕再短也可以。

☾ 晚餐吃什么

晚饭时间，我们不但要摄入足够的营养，还应该尽量放松地去享受美味。可以回忆一下早饭和午饭都吃了什么，在晚饭时补充一下白天没吃到的东西，尤其是鱼类和蔬菜。

如果爱喝酒，那就适量配着酒去摄入一些心脏健康所必需的营养吧。这样可以调整自主神经的平衡，让心脏得到休息。

鱼类含有在早饭和午饭时不太容易吃到的 DHA、EPA 等成分，我家晚饭中必不可少的就是鱼类料理。我在后文中介绍了一些推荐的吃法，如刺身、番茄酱浇鲭鱼等，可以再加一份沙拉或加了满满蔬菜的汤品，稍微喝点酒。

我家最近经常买时下流行的"快手菜"，也就是一份菜单加上做这道菜所需的食材，打包在一起。回家按照菜单的要求去做，成功率很高。特别是一些平时在家不太做的菜，如烤鸡、韩式烤五花肉、汉堡肉和一些炖菜，能做出和饭店里一样的味道，新鲜感十足。

我推荐那些不常做饭的人试试这个办法。做一道时髦的菜，盛进比平时更精致的餐具中，再往桌上摆一瓶鲜花，倒一杯红酒，就能体验到在外面饭店吃大餐的氛围了。

到了周末，用这种颇有仪式感的心思，为自己打造一段无与伦比的放松时间吧。

☾ 一定不要过度饮酒

适量饮酒能促进血液流动，降低血压，预防动脉硬化，而关键就在于这个"适量"。饮酒后，心率会增快，酒精会扩张血管，帮助血压降下来。可一旦喝多，肝脏在代谢酒精时会产生大量的乙醛。这种物质能让交感神经紧张，再次提高血压，给心脏带来负担。

很多人喜欢每天晚上小酌一番，入睡前不来一杯总觉得少点什么。但是，喝完酒就能睡，这种"睡"不是从生理角度出发感到困倦后的正常入睡，而是所谓的"意识断片"，跟晕过去差不多。

这样入眠的人经常无法睡熟，过一段时间就会醒过来。醒来后，交感神经会逐渐活跃，让人在深夜里再度感到紧张，心率增快。此外，酒精有一定的利尿效果，容易让人起夜。

所以，这种会让人半夜醒过来的饮酒行为会影响睡眠质量，建议杜绝。

那么，怎样才算适量饮酒呢？我将在后文中详细讲解。

☾ 晚餐后做什么

从傍晚到入夜这段时间里，人的心率很平稳，血压也会下降，非常适合运动。我建议在晚饭后做些轻度有氧运动，尤其是吃得太多的时候，可以借此代谢掉过多摄入的热量。要知道，饭后控制血糖升高可以预防动脉硬化，在这个时间段运动，效果是很棒的。有氧运动可以选择散步或者我发明的"僵尸体操"。

有些人会在工作结束后直奔健身房，我并不建议这样做，因为空腹运动容易导致低血糖或者脱水等情况。尤其是做一些激烈的肌肉锻炼，我们可能会遭遇极低血糖、脱水导致的低血压，甚至还会晕倒。

☾ 放松时大笑或大哭吧

笑能让副交感神经处于优位，提高人体免疫力，甚至还能预防癌症。尤其是忙忙碌碌的职场人，最好能每天大笑一次。

有人会说："一整天都被工作追着跑，哪有心情笑啊！"那就利用晚上的时间吧。可以看看喜欢的搞笑电视节目，或者去网上找找搞笑视频，和别人聊天大笑也不错。为了心脏健康，建议大家每天都笑一笑。

我还要推荐一个可能有些出人意料的解压方法——哭泣。如果觉得难过，请不要忍耐，也不要顾虑太多，尽情哭出来吧。或者在晚上看一部容易让人哭的电影，尽情流泪。

☾ 池谷式"两步泡澡法"

一天结束，悠然自得地泡个澡，能够激活副交感神经，帮助心脏在睡眠中好好休息。泡澡的讲究很多，方法不对的话，也有可能带来风险。

泡澡的水温应该是 39 ~ 41 摄氏度，微温就好，千万不要突然跳进温度过高的水里。每到冬天，总有人在浴室或厕所晕倒，这主要是温度差导致血压剧烈变动造成的。在寒冷的更衣室脱衣服时，身体为了不让体温流失会收缩血管，导致血压上升。在这种状态下突然跳进很热的水中，热水会刺激血压继续上升。但是，泡进热水里过了大概十分钟，身体就会热起来，血管随之扩张，血压下降。血压突然上升会给血管和心脏带来负担，而血压过度下降，会让血液的流速变慢，提升血栓风险。这样极度剧烈的血压变化，会给心脏带来极大负担。

那么，如何泡澡才能防止发生以上风险呢？建议大家采用"两步泡澡法"，具体来说就是，像大叔一样进浴缸，像老年人一样出浴缸。

大家是不是经常在泡温泉的时候，看到一些大叔一边发出"啊——"的声音，一边放松力气慢慢坐下去，很享受的样子？进浴缸时就要这样做，可以缓和热水的刺激，防止血压飙升。

出浴缸时，则要像老年人久坐后起身那样，一只手按着膝盖，另一只手扶着浴缸边沿，微微弯腰，低头，缓缓站起，走出浴缸。有些人在泡完澡起身时突然晕倒，原因就如前文所说，长时间泡在热水中，血管扩张，血压降低，起身后血液无法及时流到头部，导致脑供血不足。如果晕倒后撞到头，就有可能导致脑挫伤，非常危险。像老年人那样慢慢站起身，就能防止这种情况的出现。

另外，冬天泡澡，在走进更衣室和浴室前要先让身体暖起来。可以在更衣室里摆一个小型取暖器，让室温高一点，再拉开更衣室和浴室之间的拉门，让浴室的温度也高一些。如果不方便摆放取暖装置，那就把浴缸的盖子打开，让暖融融的水蒸气飘进更衣室，也能提高更衣室的温度。寒冷的刺激和高温的刺激都会导致交感神经紧张，而冬季的浴室正是这两种刺激的交会处，请大家多多注意。

夏天泡澡，因为天气炎热，在泡澡过程中一定会大量出汗，所以入浴前后一定要大量饮水，防止脱水。

此外，还有两点无关季节、全年都需要注意的情况，就是一定不要在空腹和饮酒后泡澡。酒精会让血管扩张、血压降低。空腹时人体很容易进入脱水状态，血管内流动的血液含水量变少，血管内的压力低下。在这两种情况下泡澡，都很容易使大脑供血不足，导致眩晕、昏迷。

☾ 安全蒸桑拿

眼下，蒸桑拿成了潮流。有人觉得高温桑拿看上去很容易让血压飙升，对心脏不太好，其实不然。桑拿房里的温度确实很高，但我们都是进入桑拿房之后身体逐渐变热的，而不是像突然泡进浴缸里那样被热水猛烈地刺激到。所以，就算蒸桑拿会导致血压升高，但接下来血压还是会缓缓降下去。

反倒是蒸完桑拿后的冷水澡比较危险。因为从热气腾腾的房间里走出来，猛地泡进冷水里，突然的低温会让血管快速收缩，导致血压突然升高。

有些人觉得蒸桑拿就应该一直在热桑拿房里待到忍不下去，然后再猛泡进 10 摄氏度以下的冷水里才够爽，但这种做法对心脏来说可是相当恐怖的。

另外，蒸完桑拿之后最好是先冲洗一下手脚。

和普通泡澡相同，空腹或酒后蒸桑拿也对健康不利。并且，蒸桑拿的过程中也要及时补充水分，小心低血压造成起身后的眩晕。

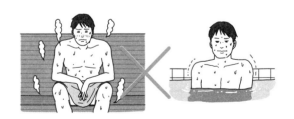

⑥ 对心脏更好的"超棒睡眠法"

🛏 睡前的禁忌

睡眠对保护心脏健康至关重要。每个人对睡眠时间的需求不同，总体来说，理想的睡眠时长是 7~8 小时。不过，很多人平时总是忙忙碌碌，根本睡不够。

睡眠质量也很重要。只要中途醒一次，交感神经就会被激活，心率也会升上去。如果在夜里频繁醒来、频繁起夜，那睡眠质量一定会大打折扣。

在电车里迷迷瞪瞪的时候突然一个激灵：啊，我是不是坐过站了？紧接着就感到一阵焦急，心跳加速……我想大家都遇到过这种情况吧，这就是交感神经突然紧绷。

原始社会时，人类居无定所，经常要在野外睡觉，十分危险。所以交感神经会在遇到异常状态时立即启动，诱发血压上升、心率增快，这样身体就能立刻行动起来，应对危险了。

现代人的生活环境中很少有必须立刻起身应对的危险，所以睡眠时，一定要避免让交感神经无端亢奋，让心脏好好休息。

如果想在睡眠时长不足的情况下也能睡得很熟，那就得想办法不起夜。为此，就要避免睡前大量摄入酒精和水分。酒精有利尿作用，喝太多酒会降低睡眠质量。有的人可能习惯了睡前小酌，但一定要注意摄入量。

到晚上还摄入咖啡因，也会导致睡眠变浅、中途易惊醒。并且，咖啡因也有利尿的效果，跟饮酒的原理差不多。

🛏 按摩耳朵

"我去按摩，结果不知不觉地就睡着了。"

很多人都经历过这种情况吧。我自己一去理发店就会马上睡着，因为脑袋被人碰触之后很舒服，所以就会想睡觉。

接受按摩时，交感神经会平静下来，心率也会下降，心脏就能得到休息。我推荐大家睡前按摩一下耳朵，因为耳朵周围有很多能够调整自主神经的穴位。

按摩的手法很简单，就是用大拇指和食指捏住耳朵，向斜上方、横向外侧、下方这三个方向轻轻拉扯，各拉三次。这种按摩方法可以让耳部的血流更通畅，还有抑制食欲的效果。

我建议大家养成按摩耳朵的习惯，不管是在家还是在办公室，都随手做一做。

🛏 降低深部体温

很多女性都有这样的苦恼：一到冬天就手脚冰凉，很难入睡。这是因为人体的深部体温（身体内的温度）无法下降，此时我们身体的状态是外冷内热，好似一个热水壶。

如果你有这种苦恼，我强烈推荐你尝试一下我在后文中介绍的"抱住棒棒的自己"体操。睡前做一下这个体操，可以让末梢血管的血液循环更通畅，帮助身体降低深部体温，也就更容易入睡了。

🛏 选寝具，方便翻身很重要

寝具和睡眠质量有很大关系。

人在睡觉时会翻来覆去，动作很大，应该准备更方便翻身的寝具。市面上的寝具种类繁多、功能各异，购买时要注意选择支撑度较好的那种，否则身体下陷太多，就很不方便翻身了。

我认为，最重要的是选一个好枕头。在这里向大家推荐一种枕头，是用入室脚垫加毛巾叠起来的，我称其为"千层饼枕头"。做法很简单，将三张垫子摆在一起，再在上面铺一条毛巾就可以。

这种枕头的好处是，可以根据自己的需求，通过调整毛巾的厚度和折叠方式，摆出一个适合仰卧、方便翻身的高度。如果是侧睡，建议大家保持鼻子和下巴连线的中心与肚脐的高度一致。

睡眠很浅、容易半途醒来的读者们，不妨尝试一下。

🛏 用运动服当睡衣

人在睡眠时，深部体温会自然下降，所以让深部体温顺利降低，有利于我们睡得更熟。深部体温下降时，脑内温度也会下降，可以帮助大脑更好地休息。

想降低深部体温，就需要通过身体末端把温度传导到外部。此外，人在睡眠时或多或少都会流汗，这也是调节体温的方法之一，即通过汗水蒸发释放一部分热量，帮助降低深部体温。

所以，我们在选择睡衣时就要特别考虑散热的问题。我建议大家用运动服当睡衣，因为运动服透气性好，还很吸汗，有弹性，非常适合睡眠的状态。

要注意，不论穿什么都别捂出太多汗，要尽量保持清爽。尤其是在寒冷的冬日，如果穿得太厚，深部体温很难下降，也就很难睡熟。感觉冷的时候，最好是通过被子的厚度和空调来调节温度。

🛏 睡前放松的诀窍

令人舒心的香气能够放松紧张的交感神经，消除压力。我建议在休息时间里用一些自己比较喜欢的精油或香薰来放松身心。像薰衣草、鼠尾草、苦橙等都有能抑制交感神经亢奋、刺激副交感神经活性的香味物质（沉香醇、乙酸芳樟酯），有很好的放松效果。此外，我还推荐大家饮用安眠效果很不错的洋甘菊茶。

反之，我很不推荐在睡前玩手机，尤其是睡前 2 ~ 3 小时之内，最好不要玩。手机屏幕发出的蓝光会刺激交感神经，妨碍入睡。喜欢在睡前玩手机的人，请多多注意哦。

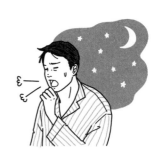

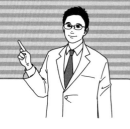

第 4 章

帮心脏减压——池谷式情绪转化法

现代人每天都生活在巨大的压力之下，工作、人际关系、家庭生活……做任何事似乎都逃不开压力。

本章就来讲讲压力与心脏健康的关系。

在开始之前，请先检查一下自己的"隐藏压力指数"吧。其实，我们的压力不仅来自"截止日快到了，好着急""明天不得不见一个讨厌的人"这种不愿经历的事情，"去看体育比赛还是去旅行"这种本来应该很开心的事也会变成压力源，为我们的心脏增加负担。而且有时候，我们自己很难察觉这种隐形压力。

我在为病人看诊的过程中积累经验，制作了一份压力自测表，大家参考这个检测表，检查一下压力指数吧。

只要符合该列表中某一项，就说明你此刻负担着可能对心脏产生影响的压力。符合项目越多，压力指数也越高。符合三条以上就属于压力过大，符合五条以上就意味着罹患心脏病的危险相当高了。

当然，如果身心俱疲，就有必要从源头出发，清除压力源，或者离开造成压力的环境，从根本上解决问题。

不过，学会通过有效放松去应对压力、重整旗鼓也非常重要。

- [ ] 处于极端炎热或寒冷的环境中
- [ ] 本人、家人、宠物生病或受伤
- [ ] 睡眠不足
- [ ] 运动不足
- [ ] 被截止日或工作量催逼
- [ ] 对工作和家庭感到疲惫
- [ ] 和家人、朋友、同事、邻居的关系恶劣
- [ ] 育儿
- [ ] 照护家人
- [ ] 同居的家人增多
- [ ] 深爱的孩子离家独立
- [ ] 丈夫（妻子）离职待在家中
- [ ] 重要的人（包括宠物）去世
- [ ] 灾难 / 事故
- [ ] 搬家
- [ ] 考试
- [ ] 求职 / 跳槽
- [ ] 结婚 / 离婚
- [ ] 大额借款 / 投资失败
- [ ] 过度喜悦

在我看来，压力是完全可以通过"换一种思考方式"的办法来缓解的。

　　接下来，我就为大家介绍一下我亲身实践过的"摆脱压力思考法"吧，都是稍微改变一下想法就能做到的事，人人都能学会哦。

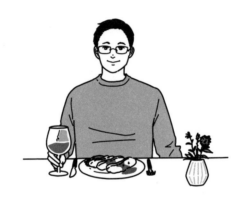

1 尽量不要回忆不开心的事，那是心率之敌

有些人遇到不开心的事之后会耿耿于怀。

一旦沉浸其中，很容易陷入慢性的压力过度状态。每当回忆起这些讨厌的事，心率就会增快。

然而那种就算遇到不开心的事也只会当场发火，随后很快就忘干净的人，换句话说，能快速释放压力的人，就很容易清空自己，这样对心脏也更加有益。

如果工作比较忙碌，人际关系令人疲惫，我们可以在回家之后或者周末的时候稍稍"放纵"一下。

不必刻意做什么很特别的事。在家慢悠悠地喝茶，沉迷于自己的兴趣，或者找个朋友聊聊天都好，只要能放松自我、调整情绪就行。

如果可以，最好多找几种解压方法。

方法越多，我们的心脏就越能得到足够的休息。

2 逃离不和、讨厌、危险的人，学会充满勇气地撤退很重要

有的人很容易因为他人的不当行为而产生暴躁情绪，结果反而危害了自己的健康。

比如，前些年新冠肺炎疫情大暴发的时候，你有没有因为看到没戴口罩还大声咳嗽的人而感到暴躁呢？

我们是没办法硬逼着别人戴口罩的。直接呵斥"喂！你快把口罩戴上啊"，有可能反倒惹怒对方，把事情搞得更糟糕。并且我们自己的血压也会因此而飙升，这样对心脏不好，非常不划算。

说句可能有些过分的话，遇到类似情况，建议大家把对方想象成一只凶狠的狗。

你能要求一只凶狠的狗戴口罩吗？那样做的话就有可能被狂吠，还会被咬。与其这样做然后遭殃，不如直接离开，逃到安全的地方更好。

如果大家对"逃"这个词有点儿抵触，那我们可以换成"充满勇气地撤退"。

③ 别紧张，没人关注你的现在

还有，不要在意他人的目光。

我们的很多压力，其实都来源于对他人目光的过度关注。只要去想"没有人注视我，没有人期待我"，情绪就能缓和下来了。

我自己做事情有一个宗旨——"不要好好地做，要开心地做"。

我经常参加电视节目的录制。以前录完节目之后我总会复盘，"那句话说得太差了""不小心把那件事说了，好失败啊"，搞得自己很紧张。可是，我家里人或是我诊所的员工们看过节目后，根本没人注意到我在意的那些细节。他们的反应大多是："你说过那种话吗？我都不记得了。"就算记得，最多也就是十来天，一年之后肯定忘光。

于是我明白了，比起说话时的内容，说话时的气场才更重要。微笑着、态度温和地讲话，用真诚的语气回答，这样做才更能让大家记住。想到这儿，我感觉自己的紧张情绪也得到了缓解，从此以后，我也能冷静地发言了。如此一来，我反倒因为情绪放松，说得更加好。

其他事也是一样。比如，休息日去打网球，如果光想着要在周围人面前展示自己，希望好好发挥、不输给别人，就很容易紧张、忐忑，心率也会增快。在球场上突发心肌梗死的人不算罕见。

我也曾经在打球的时候遇到过一拍子打空或者打歪的情况。当时我会羞得面红耳赤，但是只要想到"别人其实并没有看着我"，情绪就能放松了。如果是职业选手在打球，那自然会有很多人关注。但打球的是我，谁都不会关注的，丢人了也没关系。我应该想着"偶尔打空打偏反倒更有趣、更逗人发笑"才对。

我是因为什么才开始打球的呢？是出于兴趣，是因为喜欢才开始的。如果因为自己特别喜欢的运动导致心率飙升，伤害了心脏，那可就得不偿失了。

做任何事情都一样，结果不理想也不要紧，只要开心就好。

4 培养一项可以全情投入的兴趣爱好

想要有效应对压力，兴趣爱好能起到不小的作用。全情投入爱好之中可以帮助我们放松下来，让副交感神经处于优位。

反之，完全没有兴趣爱好的人，在生活中会持续紧张。如此一来，交感神经可能永远无法很好地休息。

根据东京医科齿科大学的研究，兴趣爱好较多的高龄人士，死亡风险更低。所以，为了心脏的健康，请大家积极寻找兴趣爱好吧!

▶ **兴趣越多，死亡风险越低！**

....

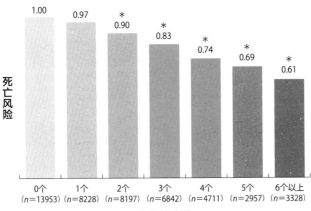

兴趣的个数

· 根据年龄、性别、教育经历、经济状况、工作状态、有无同居、婚姻状况、吸烟、饮酒、身高体重指数、抑郁情况、认知功能、疾病（癌症、心脏病、脑卒中、糖尿病、呼吸器官疾病等）影响进行了调整。
· ＊表示存在有统计学意义的关联性。
· 以没有任何兴趣爱好的人为基准。

【出处】https://www.jages.net/library/pressrelease/?action=cabinet_action_main_download&block_id=4030&room_id=549&cabinet_id=253&file_id=9335&upload_id=12051

我这个人凡事不太在意细节，所以日常生活中不太会积攒压力。即使有，也会通过感兴趣的网球和高尔夫球运动来释放。

　　但我太太是个认真的完美主义者。她是儿科医生，工作方面自不必提，家务和育儿方面也一贯追求完美。我非常敬佩她，但她也因为这种认真的个性，比较容易积累压力（我的粗枝大叶可能也是她有压力的原因之一）。

　　她开始思考如何释放压力，于是去弹爵士钢琴。她原本就会弹古典钢琴，所以我以为她一定马上就能弹得很好了。可明明都是钢琴，爵士和古典的区别却相当大。拿语言举例的话，甚至就像英语和日语的区别一样大。这就搞得我那完美主义的太太压力更大，完全造成了反效果……

　　于是，我邀请她和我一起打高尔夫球。过去我休息日去打高尔夫球，太太总会发牢骚："你一整天都在外头，也不管家里……"所以我想，一起去打高尔夫球的话，她就不会因为我不管家里而发火了吧。

　　我的计划奏效了，太太很快就对高尔夫球着了迷。看见她终于找到了兴趣，压力也得到了缓解，我由衷地感慨，找到一个夫妻共同拥有的兴趣还是很棒的。

　　然而，有一个情况倒是出乎我的意料——我太太的高尔夫球越打越棒，开始对我的挥杆指指点点了。

"你这个打法也太奇怪了！""你根本没好好打！"

她是完美主义者，所以对任何一个细节都不愿放过，一直到回家了还在吐槽我。这次恐怕又轮到我的压力变大了……

5 愤怒是最高级别的压力

我经常对患者说："发火之后的一时痛快，难道值得你用自己珍贵的心脏和血管健康来交换吗？""为了这个人生气，结果牺牲了自己无价的心脏和血管健康，真的好吗？"

愤怒的时候，请这样问问自己，在心里衡量一下轻重吧。你会发现，几乎所有的愤怒，都是释怀为上。

我年轻的时候很容易发火，现在偶尔也有火大的时候。其实只要身在职场，生气几乎是不可避免的。不过发火之前，还是请大家想想这句"魔法语言"吧。

这世界上真的有什么东西，值得我们用自己珍贵的心脏健康来交换吗？

多说几次，帮自己找回冷静的状态吧。

6 不尝试改变彼此

有时候我们会感到不同程度的焦躁，只不过还没到"愤怒"的地步。

很多让人焦躁的事情，可能都发生在家庭成员之间吧，比如夫妻之间，或是父母和子女之间。同在一个屋檐下，每天抬头不见低头见，如果任由这些令人焦躁的事情不断积累，形成压力，就会一点点地给心脏带去负担。

想解决这一问题，比较重要的就是"不要尝试改变对方"。我们往往就是因为想要改变对方但又改变不了，所以才会感到焦躁的。

我在前文中提到过，我太太是个爱干净的完美主义者。她甚至从儿科医生的职业角度出发，出版过以"扫除整理"为主题的书。但我这个人粗枝大叶，很容易忽略细节，家务做得也不怎么好。我太太经常会因为家务事对我发火，比如指责我把洗脸池的台面弄得全是水渍。挨骂以后我基本不回嘴，只会乖乖地把台面擦好。

我从来没想过要改变我太太，顶多偶尔嘀咕一句"稍微有点儿水渍也还好吧"。比起试图改变对方，不如主动改变我们自己的思维方式和行动。所以，我也开始注意做家务的细节。其实对上班族来说，换换脑筋做点家务，可以看作一种放松，还能让心脏得到休息。

一天疲劳的工作结束后回到家，一家人都气鼓鼓的，火药味很重，那我们的心脏就根本没时间休息了。为了心脏健康，让我们努力维护家庭的和平吧！

[7] 跟那些成为压力源头的家人适当保持距离

很多人的压力来自家人。

我经常见到这种案例：丈夫居家办公，整天待在家里，搞得妻子非常烦躁。我医院里就有病人提到过这种情况。这时候，我建议夫妻双方中的某一位出门走走，或者去咖啡馆办公。总之就是要外出，通过这种方式暂时减少共处时间。走出家门，既能活动身体，还能帮助调整情绪，可以说是一举两得。

在我的患者中，也有不少人因为看护病人疲惫不堪。我建议一直承担看护重任的人给自己规定一个休息日，因为看护工作是没有间断的，如果不休息，早晚有一天会被累垮，当然也很伤心脏。有些人觉得"我会找空休息的，应该没事"或者"只要能睡，也能爬起来，就不要紧"，但只要在看护病人，休息肯定是不足的。

希望看护病人的人想办法给自己空出一整天作为休息日，那一天的看护工作请暂且交给家中的其他人或者护工来代理。休息日这天请尽量不要待在家里，最好走到户外去转换心情。

有的人很抵触把家人送去看护机构，也有的人想把家人送去，但当事人不同意。不少人都因为这件事而焦虑，积攒大量压力，伤害了心脏健康。

我建议遇到这种问题时尝试换位思考，把自己放到对方（接受看护的人）的立场上。想象一下，如果家人对自己说"把你送到看护机构去吧"，你能接受吗？如果你觉得"我给家人带来了这么大的负担，我愿意去看护机构"，那这样做就可行。反之，如果你觉得"看护机构的生活我有点儿没法忍受"而不愿意，那这个做法可能就不行了。

如果自己甘愿接受，那也可以如此请求家人。如果自己都觉得绝对忍不了，那就不要去勉强家人了——这就是判断标准。

我接诊过形形色色的人。我发现，当把自己放在别人的境遇中时，有些人会感到后悔，因为他们意识到逼迫别人做了自己都不愿做的事情。所以，我建议大家先换位思考，再去下结论，这样会让我们少一些后悔。

如果真的要把家人送去看护机构，那要记得，每次去和家人见面时都要带上满面的微笑。这样做，才能让彼此过得更加顺遂。

8 离开有毒的人际关系

有不少初高中学生来我的诊所看病，说自己有腹痛、胸痛的问题。但实际诊察后，我发现他们的胃部和心脏都很健康，根源还是在精神上。仔细一问，我发现他们都烦恼多多：和同学处不好关系，没法融入校园生活，拒绝上学……

我是这样给这些孩子们建议的：不必勉强自己待在那个环境里。如果想继续读书，那就离开不适应的高中，换个地方读书，完全没有必要硬着头皮待在不合适的环境里。

也有不少大学生告诉我，他们不适应学校，和同学相处不来。在我看来，他们也没必要非得去上学，或者非得和那些同学相处。以我为例，进入社会后，我和大学时期关系要好的同学们基本一年也就只见一次面，甚至几年才见一次面。我们都要扛起工作和家庭的责任，根本无法频繁相聚。当初关系那么好的同学尚且如此，那些一上来就和自己八字不合的人，估计一辈子都不会再见了吧，又何必在意呢？

"看看你的父母，其实也是一样的。他们很少和自己读书时的同学见面。所以呀，你没必要勉强自己和那些不喜欢、不合适的人相处。你一辈子都不用和他们相处。"

很多人听到我这样的建议之后，都会露出微笑说："这么一想，感觉放松多了。"

▶ **日本文部科学省发布的"压力释放法"**

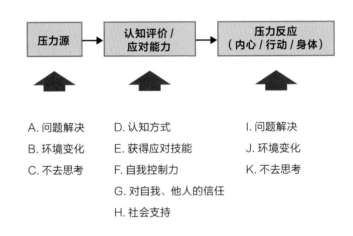

【出处】https://www.mext.go.jp/a_menu/shotou/clarinet/002/003/010/004.htm

9 用放下执念的生活方式去解放身心

这也是我成为社会人之后的感悟。很多为人际关系感到烦恼的人，都是在勉强自己去参与公司或工作相关的活动，并因此感到十分痛苦。

和不投缘的人保持距离，别勉强自己，这样就能轻松很多了。很多职场人个性认真，总觉得"我必须适应当下的环境才行""必须和别人搞好关系才行"，并为此勉强自己。可是，我们根本没有必要牺牲自己的身心健康，而勉强融入一个不合适的场所。

霸凌下属的上司、难以理喻的职权侵扰，现在的上班族或多或少都会遇到这种问题。如果为此而持续承受重压，那就完全没必要再坚持下去了。被过劳和职场压力折磨而猝死的报道屡见不鲜，在遭遇如此不幸后果之前，我们应该先放自己自由，抛下那个不合适的环境，奔向新世界。或许在那里，我们能够找寻到自己新的可能性。

"必须……才行"其实只是我们的执念罢了，有些关系，其实拉开一些距离才更容易保持。别忘了，不只我们自己，我们的心脏也一样在拼命忍耐着。

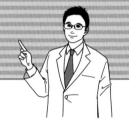

第 5 章

给心脏加油——池谷式不费力运动法

1 为什么一定要运动

运动对防止动脉硬化、保护心脏健康有极大作用。现在，运动疗法正被用于治疗心力衰竭，帮助维护心脏功能。

具体来说，运动的好处有三点。

第一，提高心肺功能（帮助身体更有效地摄取氧气），激活副交感神经，稳定静息心率。

"心肺功能"，换个说法就是"心肺持久力"，是心脏泵血和肺部吸入氧气的能力，直接影响全身器官及肌肉的活动。运动可以强化心肺功能，让毛细血管更为发达，增加血流量，提高身体摄入和搬运氧气的能力。

心肺功能提高了，肌肉就能长时间得到能量。不过我们日常生活中出现的呼吸困难、运动能力低下等情况，其原因不仅是心肺功能不强，还有可能是肌肉力量不足。运动也能强化全身的肌肉，增加身体活动量。

第二，减少压力，让末梢血管变得更柔软，从而改善血液循环，防止动脉硬化的出现。

NHK电视台有一档叫"killer stress"的特别节目。"Killer stress"的意思是，压力非常危险，将来它会成为你的死因之一。这档节目介绍了美国心理学会推荐的五大防压力对策：规避造成压力的原因、运动、笑、获得支持、正念。

其中的"运动"指的是让呼吸频率略微变快一些的有氧运动。这种运动能让大脑构造产生变化，控制自主神经（交感神经）的过度亢奋，从而达到缓解压力的目的。

压力是由大脑的反应而产生的。在小鼠实验中，和运动的小鼠相比，不运动的小鼠的脑部延髓神经细胞突起更多，这意味着大脑接受了过多信息，更容易感受到压力。

第三，改善代谢综合征，预防生活习惯病。

代谢综合征是心脏的大敌。说到治疗代谢综合征，不得不提及一个关键词——褐色脂肪细胞，它是打造不易发胖体质的关键。

脂肪细胞分为白色脂肪细胞和褐色脂肪细胞两类。白色脂肪细胞是能量的源头，是一种蓄积脂肪的细胞。人体的皮下脂肪和内脏脂肪，主要由白色脂肪细胞组成。褐色脂肪细胞被称为"产热脂肪组织"，负责燃烧蓄积的脂肪。一般来说，在儿童时期，人体内含有大量褐色脂肪细胞，成年后会逐渐减少。当然也有例外，比如那种饭量超大但是根本长不胖的人，其体内的褐色脂肪细胞就多于常人。这种人即便到了冬天，后背的体温依旧很高，因为褐色脂肪细胞大多分布在后背和颈周，它们会不断燃烧，消耗身体摄入的热量。

看到这里，一定有人会说："好羡慕这种体质啊！我也想要更多的褐色脂肪细胞！"其实，白色脂肪细胞可以通过某种刺激发生转变，产生和褐色脂肪细胞相似的功能，这就叫作"白色脂肪细胞褐色化"。运动就能诱发这种转变，让我们离易瘦体质更近一步。

2 控制心率是运动的关键

可能会有读者发出疑问：运动会提高心率，这不是给心脏增添负担吗？的确，有些运动对心脏并不友好。我们偶尔会听到在马拉松、铁人三项等比赛中有人突然倒下猝死的新闻，这就是给心脏带来过重负担的典型例子。

衡量运动有益还是有害的关键是心率。保证心率不要过高，维持在一个合适的水平上，才能有效发挥运动的作用。很多人想通过运动去解决代谢综合征和肥胖问题，因而会过度提升心率。这种做法的燃脂效率其实并不高，还会给心脏带来没必要的负担。

判断运动时的心率合理与否，要以最高心率为标准。人的最高心率主要是由年龄决定的，用220这个数值减去年龄，就可以得出大致结果。

最高心率与运动强度的关系如下：

运动时心率是最高心率的 50% ~ 60% ＝运动负担较轻

运动时心率是最高心率的 70% ~ 80% ＝运动难度较大

了解了最高心率之后，我们就可以很容易地知道什么是对心脏有好处的运动。其标准大致如下：

①运动目标：解决运动不足的问题，病愈复健

运动时的心率：最大心率的 40% 以下

②运动目标：燃烧脂肪

运动时的心率：最大心率的 40% ~ 70%

对于平时完全不运动的人，或者疾病初愈、需要复健的人，建议从①开始，比如每天散步十分钟，慢慢地、一点点增加强度。

如果平时或多或少都在运动，那从②开始即可。想要燃脂的话，应该每周运动三四次，每次运动三十分钟以上。

一聊到运动，有人就会问："有心脏病的人也可以运动吗？"

有氧运动能够维持心脏功能，帮助恢复心脏健康。以前人们常说，有心脏病的人一定要静养才行，但现在，运动已经成为辅助治疗心衰的方式之一。适当活动身体，还能预防心脏病多次发作。

不过每个人的体质不同、病情不同，运动强度也不一样。有些病情的确不适合运动。有病史的朋友，千万不要自行判断自己的状况，一定要先和自己的主治医师聊过之后再运动。

③ 每天五分钟就能搞定的"八种不费力运动法"

除了散步、慢跑等有氧运动，一些帮助缓和自主神经、减缓压力、保护心脏健康的体操也相当有效。

在此，我想为大家介绍八种有上述功效的"脱力体操"，每种都很简单，人人都能做到。

当然，其中也有非常能代表我个人特色的"僵尸体操"。

希望大家在日常生活中多多实践。

♥ "消灭外星人体操"：消除头痛和肩颈僵硬

著名导演斯皮尔伯格有一部关于外星人的科幻电影，叫《E.T. 外星人》。片中的外星人头向前探，站姿很差，我把这种姿势称为"外星人状态"。很多长时间看电脑或者手机的人会有驼背和颈曲度消失的问题，看起来就像电影里的外星人一样。时间久了，就会产生肩颈酸痛和头痛等问题。

其实，我们的姿势和自主神经之间大有关系。自主神经遍布颈部，如果一直向前探头，还驼着背，就很容易压迫神经，使血流变得不畅。

还有专家认为，驼背和抑郁之间可能也有联系。

"消灭外星人体操"就对纠正驼背有很好的效果，并且只要坐着就能完成。我推荐大家在工作间隙不时地做一做，帮助自己早日摆脱"外星人状态"。

※ 动作要点：手向后回收，尽量靠近肩胛骨。想象自己的肩胛骨之间卡了一个鸡蛋，这个动作就是要压碎它！

① 保持坐姿，将双手伸向身体上方。抬起下巴，想象自己仰头去看五层的高楼，然后向着第三层伸出双手。

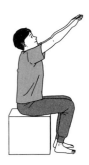

② 双手握拳收回，好似对着天空划船一样。

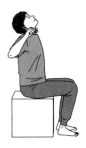

③ 重复以上动作约十次。

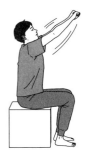

⍏ "手部交叉操"：利用碎片时间保养心脏

空闲时间，建议大家做做"手部交叉操"。

这个体操是紧抱自己上半身，让手臂血流暂时停止，随后放松并摇晃身体，帮助身体再度打开血流。

这样做，可以让暂停的血流猛然恢复起来，帮助血管放松，让血液流动得更加畅通，从而达到放松的效果。

"手部交叉操"无论站姿坐姿都能做，也不挑环境。等车的时候，看电视的时候，只要想到了就做起来吧。

※ 动作要点：双臂在胸前交叉，尽量用力抱紧上半身。

① 握紧双手，双臂在胸前交叉，抱紧自己的上半身，坚持二十至四十秒不动。

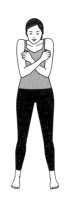

② 猛地张开双臂，双手向身体两侧下垂，放松摇晃身体约十秒。

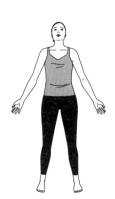

③ 三次为一组，每天做三组。

✝ "弹弹软软操"：让身体更轻松

"弹弹软软操"是"手部交叉操"的简化版，只需要握拳再展开就可以。单靠这个动作，也能在一定程度上改善血液循环。

或者拿一个弹弹软软的解压球，用力捏一会儿，也很有帮助。

没有球的话，捏自己的上臂也可以，上臂软软弹弹的感觉和按摩球很接近。

✝ "忙忙碌碌运动"：舒缓自主神经最有效

"忙忙碌碌运动"，是京都大学名誉教授森谷敏夫先生推荐的一种运动。其原理是，如果保持同一个姿势或者动作超过三分钟，血压和心率就能进入稳定状态，这时就无须自主神经去忙碌了。

为了舒缓自主神经，我建议大家可以试试这种运动。比如站起来、坐下去，站起来、坐下去，如此反复。也可以像下图这样，做一套保持坐姿、双腿和双臂甩动的"蟑螂体操"，效果也很显著。

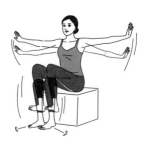

🕴 "抱住棒棒的自己"：请在睡前养成这个好习惯

晚上入睡前，我建议大家"抱住棒棒的自己"。

先在床上抱膝坐好，记得要尽全力紧紧抱住自己的双腿，坚持三十秒到一分钟。接下来，松开双臂，双手展开，躺成一个"大"字形，然后四肢不断拍动。就这样反复三次。

这个体操和"手部交叉操"的作用很接近，都能让血液循环更好，并且起到调整自主神经的作用。

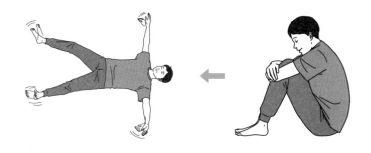

🕴 池谷式"僵尸体操"：我的招牌运动方式

我原创的"僵尸体操"是一种在原地就能进行的五分钟有氧运动。

我一直在摸索一种简单的运动方式，让没有运动习惯的人或患有生活习惯病等病症的人也能轻松做到。能作用于自主神经、帮助心脏休息的"僵尸体操"由此诞生。

别看"僵尸体操"的动作简单，人人都能轻松做到，但它锻炼肌肉的效果可是很不错的。通过这样的锻炼，可以按摩血管，舒缓自主神经，保护心脏的健康。

我建议在早、中、晚饭后各做一次。无论是居家办公还是在办公室，都请花点时间尝试一下吧。

※ 动作要点：

1. 以腹部用力、双臂放松的姿势站立。

2. 模仿小孩耍赖时"不要嘛不要嘛"的姿势抖动双肩，记得让双臂放松，像拨浪鼓两侧的小锤一样甩动。

如果腿脚疼痛，可以原地踏步。有能力的话，将腿部抬高做慢跑动作，这样会增加运动量，效果更佳。

❶ 下半身原地踏步或慢跑，双肩左右交替、前后抖动约一分钟。

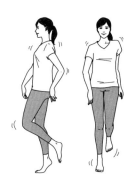

❷ 慢慢原地踏步三十秒。

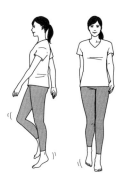

如果保持站姿比较困难，我还准备了"坐姿僵尸体操"，如下页
图所示：

① 略微靠前一些坐在椅子上。　② 上半身做耍赖的动作三十秒。

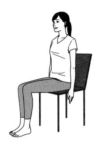
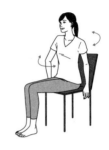

③ 上半身后仰，靠到椅背上。　④ 保持③的姿势，并将两条腿分别抬起，左右交互，各抬起 3 次。

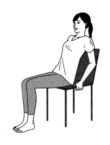
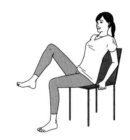

⑤ 做步骤②的耍赖动作十五秒。

⑥ 再次将后背靠到椅背上，摆成③的姿势。

⑦ 双腿并齐，脚后跟提起再放下，做十次。

⑧ 做步骤②的耍赖动作十五秒。

⑨ 回到步骤③的姿势，脚后跟提起再放下，左右交互，各做五次。

⑩ 做步骤②的耍赖动作十五秒。

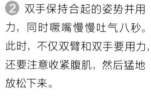 "祈祷呼吸法"：按摩血管壁，达到放松目的

运动可以调节自主神经，保护心脏健康，呼吸也能起到同样的功效。

❶ 做祈祷的手势，双手在胸前轻轻合起，大大吸一口气。

❷ 双手保持合起的姿势并用力，同时�’嘴慢慢吐气八秒。此时，不仅双臂和双手要用力，还要注意收紧腹肌，然后猛地放松下来。

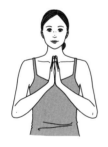

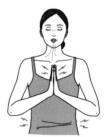

做完这套动作之后，我们的身心会有一种得到净化一般的放松感。

🕴 "6·3·3 呼吸法"：帮助逐渐缓解焦躁

还可以采用"6·3·3 呼吸法"。

请按下图所示，一边吸腹，一边用嘴巴吐气六秒，接下来的三秒用鼻子吸气，然后屏气三秒，放松，如此反复。

当愤怒或烦躁时，使用这种呼吸法能帮我们放松下来。坚持练习，还能让腹部更加平坦。

① 一边吸腹，一边用嘴巴吐气六秒。

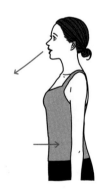

❷ 用鼻子吸气三秒。

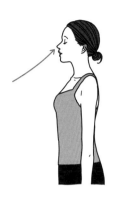

❸ 屏气三秒。

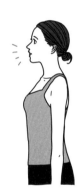

　　对于很难入睡、睡眠很浅、特别易醒的人，睡前练习一下会很
有效!

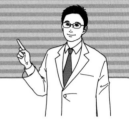

第 6 章

让心脏吃好——池谷式饮食法

很多人都觉得，所谓"健康饮食"就是为了获取营养，硬着头皮去吃不爱吃的东西，这一点我很不赞同。每个人都希望带着愉快的心情去享受一日三餐。就算某种食物对身体再有好处，如果一点都不好吃，那硬着头皮吃下去也只会带来压力。

我认为，健康饮食应该以"健康、美味、快乐"为宗旨。一顿美餐能让人得到彻底放松，就让我们**一边享用美味食物，一边保护心脏吧。**

有益心脏的饮食需要满足三点：第一，减盐；第二，不摄入可能导致代谢综合征及肥胖的食物；第三，适当保证血糖、胆固醇、甘油三酯指标。

除了"吃什么"，"怎么吃"也很重要。如果选准了有益心脏健康的食物，但是因为食用方法不对，反而迅速拉高血糖值，带来高血压的风险。如此一来，这个选择反而没有意义了。

下面我将介绍几种有益心脏健康的吃法。

☑️ 控盐减盐法

盐分摄入过多对心脏很不好，该如何减盐呢？

我们吃下去的盐有 70% 是来自调味料的。有人会说，既然如此，少吃些调味料不就能减盐了吗？那少了调味料，饭菜的口味又该如何保证呢？

其实，增味不一定要靠调味料，以下食材也能为饭菜的口味添彩。

·大蒜、生姜、紫苏、大葱等有香味的蔬菜，能够起到提味的作用。

·柠檬、酸橘、酸橙、柚子等柑橘系植物，能够为饭菜增添香气和风味。

·桂皮、迷迭香、香菜、百里香等香草及香辛料。

·用海带、木鱼花、菇类等熬成的浓汤，能让饭菜更香。

此外，还可以选择吃低盐型的调味料，吃拉面和乌冬面时不喝汤，不要把酱油或调味汁直接倒进面碗，而是先倒进小碟子里，再去蘸着吃。

☑ 有序吃饭法

"血糖值"这个词大家都不陌生。如果血糖值过高，血管就会受伤，引发动脉硬化，增加罹患糖尿病的风险。所以吃饭时要避开那些会让血糖值飙升的饮食方法。

问题的关键，就在于吃饭顺序。

导致血糖值升高的主要原因是面包和米饭的糖分。但如果吃饭时，在摄入糖分之前先吃蔬菜，就能防止血糖突然升高。这是因为蔬菜中的膳食纤维能刺激人体肠细胞分泌"GLP-1"这种物质。它是一种瘦素，既能抑制食欲，又能防止餐后血糖增高。

如果没有蔬菜，也可以先吃大豆制品。大豆含有丰富的膳食纤维，能够防止血糖值急剧上升。它还含有丰富的蛋白质，能增强饱腹感，控制我们对碳水化合物的过度摄入。

如果时间紧迫，只能去吃拉面等快餐的话，建议先去便利店买一盒蔬菜果汁或者豆乳，先喝，再吃饭。注意最好选择不那么甜的，含糖量低的。

此外，饭后来块可可含量较高的巧克力，对防止餐后高血糖也很有效。

☑️ 轻减糖法

极端控糖不可取，毕竟糖分（葡萄糖）是能量之源。所以，我推荐大家采用"轻减糖"的饮食方法。具体来说，就是大致将米饭、面包、面条等碳水化合物的分量减半，相应提高蔬菜、肉类、鱼类、大豆制品、海藻、菇类的比重来填补空缺。这样一来，所吃食物的总量并没有减少，也不会吃得不满足。

我们家一直在实践"轻减糖"生活。

吃拉面的时候，我会只放一半的面，然后用大量的豆芽、菇类、卷心菜，再加白煮蛋、叉烧、西蓝花等填满空缺。做炒饭的时候，我会去掉一大半的米饭，加上蔬菜和菇类去填补空缺。吃米饭的时候，我会选择在后文中介绍的糯麦、蒸大豆等去填补减少的饭量。

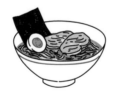 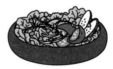

☑ 保证早餐法

早上一定要控制心率，想保证心率稳定就一定要吃早餐。跳过早餐的做法是错误的，理由有两条。

首先，不吃早餐上午会有饥饿感，情绪会变得焦躁，交感神经会紧张。因为肚子饿，所以会一直想着"什么时候才能吃到午饭啊"，这样注意力会下降，学习和工作的效率也会降低。

其次，不吃早餐，低血糖的状态会长期持续，身体会分泌胰岛素拮抗激素，而这种激素会提升血糖值。在这种情况下吃午饭，血糖是很容易飙升的。于是身体不得不分泌胰岛素，再让血糖猛跌下来，这样的波动会损害血管。

况且，早餐没吃，午饭时就会报复性多吃，这种做法也不可取。

最近，不吃早餐的"轻断食减肥"和"十六小时断食减肥"很受欢迎。提倡这种做法的人认为：不吃早餐可以让内脏休息，并且因为少了一餐，卡路里摄入也会减少，能帮助减肥。不过，这种做法不属于断食，而是跟减少饭量差不多。

曾有一个相当有名的实验。人们为一组猴子提供了控制卡路里的食物，为另一组提供了正常食物。前者更少生病，而且寿命更长。

但是，这个实验只是控制了卡路里，并没有让猴子断食。

其实，只要保证"吃饭八分饱"就足够了。很多资料都表明，不吃早餐反而会导致肥胖，也会增加罹患心脑血管系统疾病的风险，还有可能导致糖尿病恶化。

我的结论就是，吃早餐对心脏更友好，还能提高我们的工作和学习效率。

☑ 重启肠胃饮食法

为了心脏的健康，一定要吃早餐。但有些人往往会因为早上没食欲或者感觉胃不太舒服，所以不吃早餐。

我也曾深受肠胃不适的困扰，所以实践出一种"重启肠胃饮食法"。简单来说就是喝一碗加了半熟鸡蛋的粥，因为这两种东西都特别好消化。半熟鸡蛋选用温泉蛋就可以。如果需要点咸味，可以在粥里稍微加些咸菜。

很多人吃不下早餐会选择喝蔬菜汁。但是蔬菜汁很凉，又含膳食纤维，一些肠胃不好的人喝了反倒有负担。

☑ (不得已)喝酒法

适量地喝，开心地喝，这是摄入酒类的诀窍。

摄入太多酒精是不可取的。但酒精有一定的放松效果，对自主神经也能产生积极作用。适量摄入酒精可以放松交感神经，扩张末梢血管，让血液流动得更加顺畅，有益心脏健康。

有相关研究能够证实这一点。如下图所示，每日平均摄入 10 克以上、20 克以下酒精的人，其死亡率要低于不饮酒或摄入更多酒精的人。

▶ **每日平均酒精消费量和死亡率之间的关系**

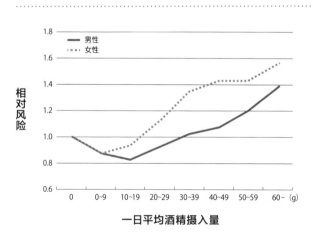

【出处】厚生劳动省：第 19 次酒精健康危害对策关系者会议资料
六——酒精对健康产生伤害的参考资料。

那么，所谓"适量"到底是多少呢？

就是男性每日摄入纯酒精约20克，女性减半。如果折算成红酒，那就是男性一天喝两杯，女性一天一杯。

曾有患者说："一天只喝一杯红酒不过瘾，有没有什么办法啊？"

作为医生，我肯定不会纵容他说"那你就尽情地喝吧"。不过，如果每年的体检结果没有异常，不肥胖，肠胃情况也不错的话，偶尔多喝点其实也可以。

比起因为不能喝酒而积攒太多压力，这样肯定对身体更好些。

不过，还是要注意不能喝多哦！

我自己也很爱喝酒，吃晚饭的时候一定会来一杯。有人问我："喝酒不是会长胖吗？"其实，酒精是一种进入体内后会全部燃烧殆尽的"无营养卡路里"，光喝酒并不容易让人长胖。有些非常能喝酒的人很瘦，因为他们只喝酒，基本不怎么吃下酒菜。

所以，适当饮酒，同时零食和下酒菜都选择低糖、低卡的食物就好了。

▶ **喝酒适量是多少?**

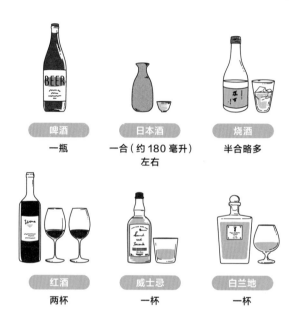

啤酒	日本酒	烧酒
一瓶	一合（约180毫升）左右	半合略多

红酒	威士忌	白兰地
两杯	一杯	一杯

女性饮酒量约为图中所示的一半。
【出处】日本高血压学会《高血压治疗指导书》。

☑ 十大营养成分补充法

要想吃得对心脏健康有好处，最重要的就是摄取保护心脏的营养成分。下面介绍其中最重要的十种：LTP（乳三胜肽）、GABA（γ-氨基丁酸）、槲皮素、EPA（二十碳五烯酸）和DHA（二十二碳六烯酸）、番茄红素、萝卜硫素、膳食纤维、叶酸、可可碱、红酒多酚。

◉ LTP：降血压，防止动脉硬化

人的血管内侧遍布血管内皮细胞，如果这些细胞受伤，会带来多种健康问题。LTP能让血管内皮细胞保持正常状态，帮助末梢血管柔软地扩张开，从而降低血压，还能预防动脉硬化，让血管年龄重回年轻状态。

顺便科普一下，评估血管内皮细胞健康情况的方法是检查血流介导的血管扩张功能（FMD）。大家体检时都测过血压。测血压时，要将测量带缠在手臂上，先加压，再解除压力，让血流量增大。通过血流刺激，血管内皮细胞会释放一些气体状的血管扩张物质——一氧化氮，末梢血管也会扩张开。FMD能反映出末梢血管扩张的程度。如果血管内皮细胞的功能低下，那么FMD的数值也会很低。

※ 含较多LTP成分的食物：奶酪、米曲等。

❡ GABA：缓解压力，降血压

GABA 指的是 γ- 氨基丁酸（gamma-amino butyric acid），属于氨基酸的一种。现在很多巧克力和咖啡中会添加 GABA，所以有越来越多的人认识它了。

GABA 比较广为人知的能力是帮助缓解压力，达到放松效果。其实它还有降低血压的功效，能让交感神经平静下来，抑制促进血管收缩的去甲肾上腺素，让血管放松，从而达到降血压的效果。

※ 含较多 GABA 成分的食物：巧克力、番茄、纳豆、大豆、菇类、发芽玄米、香蕉等。

❡ 槲皮素：抗氧化，防损伤

槲皮素在蔬菜和水果中，尤其是洋葱的表皮中所含较多。它属于多酚的一种，其特征是颜色呈黄色、微苦。

槲皮素有抗氧化的功效，可以防止血管内皮细胞氧化导致的损伤，让血流更通畅，降低血压。它还有降低胆固醇、抗过敏、降体脂的作用。

※ 含较多槲皮素成分的食物：洋葱、芦笋、绿茶等。

⭐ EPA 和 DHA：抗炎

EPA 和 DHA 都是一种名叫 OMEGA-3 脂肪酸的油类，属于人体无法生产的必需脂肪酸，所以只能通过饮食摄入。

EPA 和 DHA 的共同作用是抗炎。说到"炎症"，很多人会立刻想到受了外伤或者咽喉疼痛。其实在我们身体内那些肉眼看不到的位置，炎症也会悄然生成和发展。抑郁症、动脉硬化等健康问题，都跟体内的慢性炎症有关。EPA 和 DHA 都能起到镇定消炎的作用，可以防止慢性炎症导致的动脉硬化，从而降低发生心肌梗死和脑梗死的风险。另外，它们也能减少血液中的甘油三酯和小型低密度脂蛋白，增加高密度脂蛋白。尤其是 DHA，它对脂肪代谢异常尤为有效。

人们常常把 EPA 和 DHA 放在一起研究，其实两者略有区别。

EPA 可以帮助末梢血管柔软地扩张开来，抑制血小板的活性，让血液更加清爽，血流更加通畅。

DHA 对大脑有积极作用，可以让处于成长期的大脑更加发达，预防抑郁症和阿尔茨海默病。很多人在压力比较大的时候会变得焦躁易怒，此时摄入 DHA 可以帮助拥有一份抗压的好情绪。

※ 含较多 EPA 和 DHA 成分的食物：青色的鱼（竹荚鱼、沙丁鱼、鲭鱼等）。

⭘ 番茄红素：抗氧化

番茄中的红色色素——番茄红素，具有极强的抗氧化作用。据说其效果是 β- 胡萝卜素的 2 倍以上，是维生素 E 的约 100 倍。

这种强大的抗氧化作用可以保护血管内皮细胞，使其免受氧化侵蚀，从而防止动脉硬化，还能让血流更加顺畅，降低血压。

顺带一提，番茄红素这个词源自希腊语，属于番茄学名的一部分。不过除番茄外，很多食物中也含有番茄红素哦。

※ 含较多番茄红素的食物：番茄、胡萝卜、西瓜、柿子、杏、番木瓜、芒果等。

⭘ 萝卜硫素：最强抗氧化，防止肥胖

萝卜硫素多出现在西蓝花等十字花科植物中，它对心脏的益处有以下两点。

第一，极强甚至可以说是"最强"的抗氧化作用。

第二，有效防止肥胖。脂肪细胞分为蓄积能量的白色脂肪细胞和燃烧能量的褐色脂肪细胞。萝卜硫素可以将白色脂肪细胞褐色化，促进脂肪的燃烧。

进一步讲，萝卜硫素还可以改善高脂肪饮食引发的肠道菌群紊乱，平复体内炎症，改善引发代谢综合征的胰岛素抵抗情况。它还

能从抗幽门螺杆菌、预防癌症等方面，起到有益健康的作用。

※ 含较多萝卜硫素的食物：西蓝花嫩芽、西蓝花、花椰菜、羽衣甘蓝、结球甘蓝等。

⫶◯⫶ 膳食纤维：肠内"清道夫"

乍一看，膳食纤维和心脏健康之间似乎毫无关系，其实不然。

有个说法叫作"脑肠轴"，肠道就是我们的第二大脑。不少人都有过压力太大导致腹泻的经历吧？这就是大脑通过自主神经影响肠道的结果。

那么反过来看，如果把肠道环境整理得井井有条，我们就更扛得住压力了。

所以，整顿肠道环境，可以防止自主神经紊乱，缓解压力引发的交感神经紧张，保护心脏健康。

调节肠道环境，最有用的就是膳食纤维了。尤其是水溶性膳食纤维，它可以成为肠道有益菌群的养料，发酵后变成短链脂肪酸。短链脂肪酸指的是酪酸、丙酸、醋酸这一类有机酸，尤其酪酸，是肠上皮细胞最重要的能量源，有着优秀的抗炎症能力。

此外，膳食纤维还能有效稳定身体对糖分和脂肪的吸收，吸收并排出胆固醇，这有助于预防肥胖、脂肪代谢异常、糖尿病等的出现。

膳食纤维是必须重点摄入的营养物质。

※ 含较多膳食纤维的食物：牛蒡、黄麻、菇类、蒟蒻、豆类、海藻类等。

🍴 叶酸：防止动脉硬化

叶酸属于 B 族维生素的一种，因为它会和维生素 B_{12} 一同制造红细胞，所以又被称为"造血维生素"。

孕妇应该是比较熟悉这一成分的吧。叶酸与细胞的分裂及成熟息息相关，所以它对胎儿尤为重要。医生一般会建议孕妇从孕前就开始服用叶酸。

最近的一些研究表明，叶酸也是有益心脏健康的维生素，因为它和维生素 B_{12} 都能将血液中的高半胱氨酸含量降低。

高半胱氨酸是氨基酸的一种，可能是导致动脉硬化的元凶。还有的研究表明，足量摄入叶酸，能让缺血性心脏疾病的发病率减半。

※ 含较多叶酸的食物：肝脏类、海藻类、海苔、大豆、纳豆、奶酪、酸奶、西蓝花、毛豆、芹菜、芦笋、菠菜、牛油果等。

⊙ 可可碱：降血糖，预防肥胖及动脉硬化，促进"瘦素"分泌

可可碱主要来自表儿茶素、儿茶素和原花青素（由表儿茶素和儿茶素等结合产生的化合物）。它有优秀的抗氧化作用，能改善血管内皮功能，预防动脉硬化和因冠状动脉血管扩张引发的心脏病。

原花青素还可以促进小肠中一种让人变瘦的激素——GLP-1 的分泌。

GLP-1 能够促进胰脏分泌胰岛素，防止高血糖的出现，也可以对下丘脑产生影响，控制食欲，还能让骨骼肌中的 4 型葡萄糖转运蛋白（GLUT4）转移到细胞膜上，增加肌肉组织对糖的吸收量，从而改善身体对糖分的代谢能力。

另外，GLP-1 还能帮助血管柔软地扩张开，从而起到预防高血压的效果。

※ 含较多可可碱的食物：可可含量较高的巧克力、可可、肉桂、黑大豆、苹果、葡萄籽等。

⊙ 红酒多酚：抗氧化，改善血管内壁功能

法国人每天都会大量摄入肉类等含有丰富饱和脂肪酸的食物，但他们很少出现冠状动脉性心脏病。

这种情况看起来十分矛盾，所以就有了"法国悖论"这样一个说法。其实，问题的关键可能就隐藏在法国人日常饮用的红酒中。

动脉硬化，是血液中的恶性胆固醇——LDL增加并氧化，随后附着在血管壁上导致的；而红葡萄酒中含有一种多酚——白藜芦醇，可以防止LDL氧化，抑制动脉硬化的发展，维持血管弹性。

日本抗老化医学界的名医日比野佐和子还发现，一个健康人每天摄取400mg含有白藜芦醇的红酒精华粉末（其中白藜芦醇含20mg），坚持十二周，再去检查能反映血管内皮功能的指标——FMD，结果表明，血管内皮功能得到改善，血管也会变得柔软。

在我家，随餐来杯红酒是每天的开心事。

※含较多红酒多酚的食物：红酒、无酒精红酒。

☑ 远离三种不良脂类成分

在介绍了对心脏有益的十大明星成分之后，我们再来看看哪些食物会伤害我们的心脏吧。

🍴 无意中摄入的油脂

什么食物对心脏健康有害，其实早有定论，那就是盐和油（脂质）。我在前文中已经讲了过度摄入盐分的危害，下面来聊聊油吧。

脂肪是身体的重要营养素，它负责制造细胞膜。但如果大量摄入一些有害油类，就会直接伤害我们的血管。那究竟什么是有害油类呢？

油可分为饱和脂肪酸和不饱和脂肪酸两种。我们需要注意的是饱和脂肪酸，也就是存在于肥肉、肥油、乳制品中的一种脂肪成分。摄入过多的饱和脂肪酸会增加身体中的有害胆固醇和甘油三酯，引发冠状动脉的动脉硬化，让缺血性心脏病的发病风险增加。

◯ 色拉油是"健康盲点"

不饱和脂肪酸还可以再细分成 OMEGA-3 脂肪酸和 OMEGA-6 脂肪酸。

OMEGA-3 脂肪酸的代表成分，就是我在前文中提到过的 EPA 和 DHA。紫苏油、白苏油、亚麻籽油中富含 OMEGA-3 脂肪酸。

OMEGA-6 脂肪酸包括亚油酸和花生四烯酸，亚油酸在我们的体内会被转化成花生四烯酸。过度摄入花生四烯酸会导致炎症发生，加速动脉硬化进程。

过去大家很看好亚油酸这种成分，认为它对身体好，提倡多多摄入。但如今大多数人的身体里其实都已经是亚油酸过剩了，需要控制一下。

红花油、玉米油、大豆油和芝麻油中，都含有大量的亚油酸。尤其需要注意：很多人的盲点就在包含了这些油的"色拉油"身上。

除了家庭料理，色拉油还被大量用于堂食、冷冻食品和副食品之中。请大家多多小心，一定不要摄入过多。

那么，用什么样的油做饭最健康呢？

炒菜的话，我建议使用橄榄油，因为其中的花生四烯酸含量很少。橄榄油有抗氧化作用，但开封两个月后就会氧化，所以需要尽快用完。

做调料汁的话，我建议使用富含 OMEGA-3 脂肪酸的白苏油和亚麻籽油。这类油比较怕高温，做成调料汁生食刚刚好。

反式脂肪酸和脂质过氧化物

我还希望大家能多多注意反式脂肪酸和脂质过氧化物。

反式脂肪酸是加工油类过程中产生的成分，也是导致动脉硬化的罪魁祸首之一。人造黄油和起酥油中就含有大量反式脂肪酸，一些小点心、杯面、小蛋糕、快餐类食品、夹心面包等加工类食品之中也可能含有反式脂肪酸。

最后说一句，无论哪种油，最应该关注的是氧化问题。尤其是在高油温下炸东西，会加速油的氧化，产生脂质过氧化物。氧化的油蓄积在体内，会将它周围的脂质也氧化，从而伤害血管，导致动脉硬化。炸过一次食物的油不宜再用，也是因为反复使用会加速油类氧化。

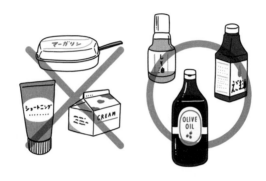

池谷医生的"心脏年轻态食谱"

在这份食谱中，我会以十大明星成分为核心，为大家介绍富含这些有益成分的食物该怎么吃。这些食物都是我平时常见的，吃法也很简单，请大家一定要试试！

🍲 西蓝花嫩芽：萝卜硫素浓度超过西蓝花约20倍!
　　·明星成分：萝卜硫素

萝卜硫素可以帮助白色脂肪细胞褐色化，减少内脏脂肪，控制肥胖，还能改善肠道菌群，在改善代谢综合征方面也卓有成效。

西蓝花中富含萝卜硫素，尤其是西蓝花嫩芽，其萝卜硫素含量要比成熟后的西蓝花高出20倍。

食用西蓝花嫩芽的重点就在于不要加热，要生食，最好的吃法是捣碎食用。因为生食的话，身体对萝卜硫素的吸收率会非常高。

如果觉得太单调，可以把它点缀到其他菜肴上。

🍲 青色鱼类：烹饪方法是关键

·明星成分：EPA 和 DHA

EPA 和 DHA 有帮助白色脂肪细胞褐色化的效果。

说到富含 EPA 和 DHA 的食物，首选竹荚鱼和鲭鱼等青色鱼类。吃这类鱼，烹饪方法大有讲究。EPA 和 DHA 很容易流失，尤其是加热之后。烧烤和炖煮的话，大约会损失 20%，用平底锅煎的话大概会损失近 50%，真的很可惜。

我最推荐的方法是生食，做成刺身或者干酪生鱼片都是好办法。如果想加热的话，我建议用铝箔纸包起来烹饪，这样能将营养成分流失控制在最低限度。

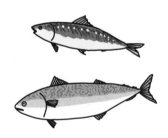

▶ **烹饪方法不同，DHA 和 EPA 的残存率也不同**

....

（DHA 和 EPA 的残存率 /%）

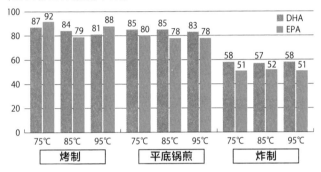

本测试以整条秋刀鱼按不同烹饪方法，分别将中心温度加热到 75 摄氏度、85 摄氏度、95 摄氏度，随后与原材料对照，计算 DHA 和 EPA 的残留率。DHA 和 EPA 在试料中的残存率，烤制和平底锅煎样本为 78% ~ 92%，炸制样本为 51% ~ 58%。

【出处】http://jsln.umin.jp/committee/omega2.html#:~:text

🍲 鲭鱼罐头：保护心脏健康的"最强食谱"，十分钟就能完成

• 明星成分：GABA、EPA、DHA、番茄红素、槲皮素

现在，鲭鱼罐头已经是广受认可的健康食物。听说我一开始在电视上介绍这种食物时，还引发了全国超市的鲭鱼罐头被抢购的风潮。

有人会问，鲭鱼罐头如果加热食用的话，会不会导致 EPA 和 DHA 的流失？大可放心。制作鲭鱼罐头，是先将生的鲭鱼放入罐中，再封上盖子并加热的，EPA 和 DHA 没有流失。所以，**请别把罐头里的汁水倒掉，好好利用起来吧!**

我向大家推荐一道富含 GABA 的菜肴。做法很简单，用基础款的番茄酱，加上有抗氧化效果的西蓝花，再加上鲭鱼罐头里的全部内容物，开始炖煮。这道菜能把西蓝花里的 GABA、鲭鱼里的 EPA 和 DHA、番茄中的番茄红素一口气全包含进去，可以说是**保护心脏健康的最强菜谱。**

当然，不会做饭的朋友也可以直接食用鲭鱼罐头。在鲭鱼上加一些洋葱丝还能摄取槲皮素，效果加倍。

说到吃鱼，介绍一下我家里的做法，我常买的是做刺身用的生鱼肉块。

买到鱼肉后，第一天我会先用一部分做刺身和干酪生鱼片。干酪生鱼片，我会佐以芳香醋、橄榄油、盐来食用。最近市面上还有一种干酪生鱼片专用酱汁，这种酱汁里还会添加一些橄榄油，非常美味。

在做好的刺身上装点些西蓝花嫩芽和洋葱丝，就能同时摄入萝卜硫素和槲皮素了，可以说是一箭双雕。

剩下的鱼肉，可以在第二天做铝箔纸烤鱼。稍微加点盐和胡椒，再用橄榄油烤制，最后蘸柚子醋食用。做铝箔纸烤鱼通常会用到菌菇，而菌菇正好有降血糖的效果。尤其是舞茸，其中的 $\alpha-$ 葡聚糖、$\beta-$ 葡聚糖能起到提高免疫力的作用。

糯麦：虽然只是主食，但营养超级丰富
• 明星成分：膳食纤维

糯麦是大麦的一种，是钙、铁、钾、维生素 B_1、蛋白质含量非常均衡的健康食物。最重要的是，其中含有非常丰富的膳食纤维，是白米的 25 倍。

糯麦中的膳食纤维是一种叫作 $\beta-$ 葡聚糖的水溶性膳食纤维，它能够控制对糖分的吸收，控制餐后血糖上升，还能在肠道内被有益菌群发酵产生短链脂肪酸。如前文所说，短链脂肪酸指的是酪酸、丙

酸、醋酸这一类有机酸，尤其酪酸，是肠上皮细胞最重要的能量源。

糯麦很有嚼劲，也很顶饱，热量只有白米饭的一半。**糯麦的吃法很简单，就是掺着白米饭一起煮。**掺入量比较随意，可以先从白米180g、糯麦50g开始尝试，习惯后就可以白米和糯麦一半一半了。

把蒸好的糯麦放进汤里，就成了糯麦汤，可以代替白米饭跟咖喱搭配，还可以搭配酸奶，做沙拉的浇头。因为糯麦有粒粒分明的扎实口感，这种有嚼劲的食物吃得较少也能有饱腹感，所以非常适合减肥时食用。

巧克力香蕉：想来点甜品的时候就吃它
· 明星成分：GABA、可可碱

香蕉和巧克力都含有丰富的 GABA。这两种食材组合起来，不仅香甜美味，还能摄取可可碱和双份的 GABA，两种成分都对心脏健康很有益处。

选择巧克力时，请尽量选糖分含量更低、可可含量更高的黑巧克力。有些人不太喜欢黑巧克力，可以把它融掉再浇到香蕉上，香蕉的甜味和黑巧克力的苦味相辅相成，非常美味。

巧克力和香蕉的热量确实都比较高，但肯定比夹心面包等零食要健康很多，并且香蕉的饱腹感强，用它跟黑巧克力搭配，不用担心会一口气吃太多。另外，这两种食材都能起到解压的效果，很适合在工作间隙当甜品享用。

如果你正在减脂，最好选择在不容易长胖的下午两点左右吃。

味噌汤加芝士：绝对不是"黑暗料理"
明星成分：LTP

维持血管年轻的 LTP 大量存在于蓝纹奶酪这种食材中。

蓝纹奶酪是一种长了蓝色霉菌的奶酪，有戈尔贡佐拉奶酪、罗克福尔干酪、斯蒂尔顿干酪等种类，味道最容易被接受的可能是戈尔贡佐拉奶酪。

不太能接受蓝纹奶酪的话，也可以选择高达奶酪。

我建议大家在味噌汤里加入 10g 奶酪来食用。味噌和奶酪都属于发酵食品，含有抗氧化的物质，能为我们的身体提供很棒的营养素。制作味噌用的米曲中也含有少量的 LTP。

LTP 一经加热就会被破坏，所以这道菜的重点是：奶酪要最后再放。有些人可能会质疑在味噌汤里放奶酪是否好吃，我可以保证，绝对不是"黑暗料理"，味道出乎意料的鲜美。

不过，加入奶酪的话盐分也会增加，所以其他调味品可以稍微少放一些。奶酪本身有香味，只要稍加调味即可。

🍲 蒸大豆：有减肥效果的健康食材

• 明星成分：膳食纤维

大豆含有膳食纤维和低聚糖，这二者都是肠道有益菌的养分。

我喜欢的大豆食品是蒸大豆。蒸制的大豆能保留足够的营养，并且形态饱满、味道鲜美。当然水煮大豆也不错，但是容易造成营养流失，有些浪费。

在吃主食的时候稍微搭配一些蒸大豆，可以起到降低糖度的作用。还可以用蒸大豆搭配酸奶和沙拉食用。现在很多上班族没有时间做饭，想喝汤时会购买现成的速食汤品。我建议在这样的汤里稍微加点蒸大豆，就能摄取膳食纤维、蛋白质、维生素、矿物质，还有有益骨骼的异黄酮，提升这一道菜的营养价值。可以说，这种加了蒸大豆的速食汤品，是最棒的工作间加餐。

另外，吃大豆时需要花时间咀嚼，所以还能延长进食时间，让我们不至于吃过量。

🍲 大豆肉：能以假乱真的健康美味

• 明星成分：膳食纤维

大豆肉是用大豆制作的肉类替代品，现在广受关注。和一般肉类相比，它所含的脂肪和热量都比较少，很适合减脂时食用。

肉类所含有的动物性脂肪容易导致肠道有害菌群增加，所以用大豆肉代替肉类，可以有效改善肠道内的环境。

虽然大豆肉只是一种替代品，但这种食物的制作工艺已经非常成熟，所以口感很好，就连里面的纤维也和肉非常像。就算把它和真正的肉摆在一起，都很难分辨出孰真孰假。

在欧美国家，以大豆肉为代表的植物性肉类非常受欢迎，市场需求正在急剧扩大，超市里的相关产品琳琅满目。我想，这种食材在未来应该会有很大的发展空间。

🍲 大豆薄片和豆渣粉：富含现代人容易摄入不足的营养素

• 明星成分：膳食纤维、叶酸

说到大豆食品，我很推荐大家尝尝大豆薄片和豆渣粉。

大豆薄片，就是用大豆制作的，与玉米薄片相似的食物。豆渣粉则是做豆腐时榨出的残渣制成的粉。这两种食物都含有丰富的膳食纤维，同时还含有诸如维生素K、铁、叶酸、钙等人体很容易摄入不足的营养元素。

　　大豆薄片的吃法和玉米薄片非常相似，泡在牛奶、豆奶或者酸奶中即可。豆渣粉可以加进酸奶、汤和咖喱之中。这两种食物本身没什么特殊味道，所以和任何菜品都很合拍，还能增加饱腹感。

🍲 牛油果海苔卷：补充叶酸的最佳食物
·明星成分：叶酸、膳食纤维

　　牛油果富含对心脏有益的明星成分——叶酸，还含有维生素B、维生素E、维生素K、矿物质、钾、膳食纤维等，可以说是满载对身体有益营养素的超级食物了。

　　我推荐用叉子将牛油果大致压碎，稍微撒一点盐，再略加一点柠檬汁搅拌一下，卷进烤海苔里食用。这道菜非常适合做下酒菜。牛油果和海苔都含有丰富的叶酸，所以，**这个组合称得上是补充叶酸的最强搭配了。**

🍲 咖啡：只要喝对，就能保护心脏健康

很多国家都有研究表明，咖啡能够降低心脑血管疾病的风险。比如，欧洲心脏病学会（ESC）的研究结论是，每天饮用半杯到三杯咖啡的人，罹患心肌梗死和脑卒中的死亡风险要比不喝咖啡的人低17%；日本的调查显示，每天饮用三杯到四杯咖啡能降低2型糖尿病的发病风险——男性降低约17%，女性降低约38%。

此外，咖啡中的咖啡因能促进多巴胺和血清素的分泌，让人变得更快乐。咖啡中还富含具有抗氧化作用的绿原酸（多酚的一种），能让血管保持年轻态。

或许有人会问："咖啡因不是会让交感神经紧张吗?"的确，咖啡会刺激交感神经，但是对末梢血管的血流基本没有影响，尤其是在饮用热咖啡的时候，血管会扩张开，这样对血压也是有益的。不过，对咖啡因比较敏感、饮用后会感到心悸或身体不适的人，请不要勉强自己。

我建议一天喝两杯到四杯咖啡为宜，超过五杯，可能会因为咖啡因摄入过度而对身体产生不好的影响。另外，考虑到晚间睡眠质量，建议大家把喝咖啡的时间控制在下午三点前。

在咖啡的喝法上，建议大家试一款很有趣的配方——**香蕉咖啡思慕雪**。具体做法是，一根香蕉，两克速溶咖啡（两满勺），半杯牛奶或豆奶，用搅拌机搅拌至丝滑，喜欢甜食的话还可以适量加点蜂蜜。冬天可以做成热思慕雪，夏天可以加点冰块。这种喝法还能顺便补充香蕉中的 GABA，我非常推荐。

热番茄汁：魔法饮品

• 明星成分：GABA、番茄红素

番茄红素有抗氧化作用，还能预防生活习惯病，所以多吃番茄很有好处。

直接在沙拉里放入番茄食用，或者用番茄酱作调味品，都是很好的选择。不过想要轻松吸收番茄的营养，我推荐喝点番茄汁。寒冷的冬天，可以把番茄汁加热，再加上一些柠檬汁和初榨橄榄油，或者把甜酒和番茄汁按照 1∶2 的比例搭配，放进微波炉里加热，做一份热番茄甜酒。秋冬季节，吃早餐时我常喝这种饮料。

🍲 山药青汁和青汁牛奶：不仅是长寿饮料，还能防止暴饮暴食

• 明星成分：膳食纤维、叶酸

青汁中含有丰富的维生素、矿物质、膳食纤维，是很健康的饮料。

我推荐大家在青汁里加点山药试试看。山药含有相当丰富的膳食纤维，对肠道健康很有帮助，还有抵抗流感病毒的效果。

除了山药，还可以在青汁里加入一些牛奶。牛奶中富含的蛋白质，既是身体合成肌肉的原料，也能帮助维持血液中的水分，让人体不易出现中暑和脱水的情况，预防血栓的产生，还有预防高血压的效果。

具体的喝法，可以在杯中倒入一袋青汁粉，先加少量牛奶，用勺子搅拌均匀，再加入一整杯牛奶并充分搅拌，最后加少量温水溶化的蜂蜜。牛奶也可以用豆奶或酸奶代替。

这种青汁牛奶可以随时饮用，尤其是在肚子饿的时候喝一杯，对缓解饥饿非常有效。和别人在外面约饭之前先喝一杯，还能防止暴食。

🍲 肉桂可可：防止高血糖，促进瘦素分泌

• 明星成分：可可碱、膳食纤维、GABA

可可和肉桂中都含有原花青素。如前文所说，这种成分能够促进小肠中一种变瘦激素——GLP-1 的分泌。此外，可可中还富含膳食纤维和 GABA，能够改善肠内环境，稳定自主神经。

我推荐的吃法是做一杯肉桂可可饮料。将一勺可可粉、一勺砂糖、半勺肉桂粉倒入锅中，先加少量热水搅拌，再加入一杯牛奶，中火熬煮，在即将煮沸时关火，倒进杯中，最后再稍微撒些肉桂粉，就完成了。

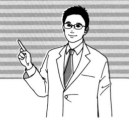

结　语

....

年轻心脏，从现在做起

在本书交稿前的一周内，我身边竟然有八个人出现了急性心衰的症状，有我接诊的病人，也有我的邻居。八人中有七人失去了生命，这七个人中，有四人死因是心肌梗死，三人死因是主动脉夹层。

主动脉夹层就是负责向全身运送氧气和营养的主动脉发生了破裂。如果破裂的位置在心脏附近，那就相当危险了，它会导致心脏压塞，即包裹心脏的筋膜与肌肉之间流入了血液，这会给心脏带来极大的压力，导致血压迅速下跌，直至病患死亡。

这八位患者之前的健康情况一直比较不错。发病那几天，东京出现了十年不遇的寒潮。我认为，或许因为她们是家中最早起床的人，会在房间还不够温暖的情况下做早饭、洗衣服、做家务——她们出现急性心衰的时间都是在早上。我在本书中提到过，在寒冷环境中突然开始活动，会导致血压飞速飙升，为心脏带去过大的负担。

有人会说："本来开开心心地把这本书读到了最后，干吗非要在结语里讲这么难受的事啊，根本不想听。"那是因为，我真心希望引起大家的重视。这些悲剧乍一看是寒潮引发的，但其背后的原因，还是血压的突然上升，而血压飙升，则能追溯到生活习惯上。

前些年的新冠肺炎疫情让不少人养成了不好的生活习惯，身体本就有负担，这时遇到剧烈的冷热变化等情况，就很容易引发意外。

这种危险，就在我们身边。

我在本书引言中也提到过，新冠肺炎疫情结束后，社会生活恢复正常，我们有了更多休闲娱乐的机会，此时更要时时注意保护自己的健康。

我真诚地希望大家，特别是还来得及早早为心脏健康做规划的年轻人能参考本书中的一些建议，在这个人均寿命越来越长的时代，拥有一颗健康的心脏，充实地度过每一天。

医学博士、池谷医院院长 池谷敏郎

池谷敏郎

日本内科学会认证内科专门医、日本循环器学会循环器官专门医（专门医是日本医生等级的一种，指在某个诊疗科系内拥有高度知识、技术和经验的医生）。

东京医科大学医学院毕业。曾任职于东京医科大学附属医院第二内科，专门研究血压和动脉硬化。1997年出任池谷医院理事长兼院长，专职心脏内科，专攻内科、循环系统科，至今仍活跃于临床现场。

池谷医生本人就是养出年轻心脏的典型案例：他已经六十多岁，但经过体检，血管年龄只有三十岁。

职场人该这样保护心脏了

作者 _【日】池谷敏郎　　译者 _ 董纾含

产品经理 _ 谭思灏　　装帧设计 _ 于欣　　产品总监 _ 木木
技术编辑 _ 顾逸飞　　责任印制 _ 杨景依　　出品人 _ 贺彦军

果麦
www.guomai.cn

以 微 小 的 力 量 推 动 文 明

图书在版编目（CIP）数据

职场人该这样保护心脏了 /（日）池谷敏郎著；董
纾含译. -- 昆明：云南科技出版社，2024. -- ISBN
978-7-5587-5924-6

Ⅰ. R54-49

中国国家版本馆CIP数据核字第2024G45V85号

60SAI WO SUGITEMO KEKKAN NENREI 30SAI NO MEIIGA OSHIERU
"100NEN SINZO" NO TSUKURIKATA by Toshiro Iketani
Copyright © 2023 Toshiro Iketani
Illustrations © Chiharu Nikaido
Photographs © Akio Kon
All rights reserved.
Original Japanese edition published by TOYO KEIZAI INC.
Simplified Chinese translation copyright © 2024 by GUOMAI Culture & Media Co., Ltd.
This Simplified Chinese edition published by arrangement with TOYO KEIZAI INC.,
Tokyo, through BARDON CHINESE CREATIVE AGENCY LIMITED, Hong Kong

图字：23-2024-077号

职场人该这样保护心脏了
ZHICHANGREN GAI ZHEYANG BAOHU XINZANG LE
【日】池谷敏郎 著，董纾含 译

出 版 人：温　翔
责任编辑：龚萌萌
装帧设计：于　欣
责任校对：秦永红
责任印制：蒋丽芬

书　　号：ISBN 978-7-5587-5924-6
印　　刷：河北尚唐印刷包装有限公司
开　　本：880mm×1230mm　1/32
印　　张：4.75
字　　数：120千字
版　　次：2024年10月第1版
印　　次：2024年10月第1次印刷
定　　价：45.00元

出版发行：云南科技出版社
地　　址：昆明市环城西路609号
电　　话：0871-64114090

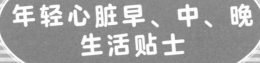

年轻心脏早、中、晚生活贴士

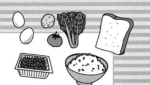

× 用大音量闹钟叫醒自己。

× 起床后一小时内进行剧烈运动（包括慢跑）。

√ 早饭后或补充水分后再进行一些温和的运动。

× 夏天早上冲凉，冬天早上洗热水澡，或为了提神用冷水洗脸。

× 为了赶时间上班，如厕时十分用力，或忍着不去上厕所。

√ 坚持简单、固定的早餐搭配。

× 采用不吃早餐的轻断食法。

× 上班路上赶时间，一路猛冲。

× 乘地铁或公交车时用力抵抗车厢摇晃。

× 休息日睡懒觉打乱作息。

工作中

√ 关注静息心率，以此监测自己承受的压力。

√ 工作时适度紧张和放松状态交替。

√ 使用控制愤怒的"魔法语言"。

√ 稍作休息时饮用花草茶，或做些轻体操和拉伸运动。

× 用吸烟的方式来放松。

× 因为忙碌而长时间坐着不动。

√ 利用碎片时间站起来走走，接水或者去厕所时，稍微绕点远路。

√ 即使居家办公时也穿戴整齐。

午间休息

× 一边工作一边匆忙吃午饭。

× 为了方便，午饭以碳水化合物为主（如面条、盖浇饭等）。

√ 午饭时将摄入的碳水减半，或搭配一份沙拉，吃饭时先吃蔬菜。

√ 午饭不狼吞虎咽，充分咀嚼。

√ 午饭后三十分钟散步。

√ 一个十五分钟以内的午睡。

晚间

√ 工作结束后立刻切换成放松模式。

√ 减盐，在调味料上下功夫，多用有香味的蔬菜和香辛料。

√ 胃口不好时，采用"重启肠胃饮食法"。

√ 饭后做轻度有氧运动。

× 在冷暖温差过大的环境下洗澡，空腹或酒后泡澡。

√ 像大叔一样进浴缸，像老年人一样出浴缸。

× 蒸完桑拿后直接泡冷水澡。

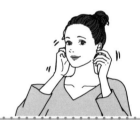

睡觉

× 睡前大量摄入酒精和水分。

√ 睡前按摩头部和耳朵。

× 睡前两三个小时忙于玩游戏或网购。

√ 选择方便翻身的寝具，穿吸汗、透气性好的睡衣（如运动服）。

√ 睡前用香氛放松身心。

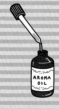
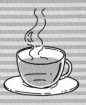